D1694920

Aktueller Stand der zementfreien Hüftendoprothetik

Symposium Düsseldorf 1985

Herausgegeben von
Burkhard Maaz und Michael Menge

95 Abbildungen, 34 Tabellen

1985
Georg Thieme Verlag Stuttgart · New York

CIP-Kurztitelaufnahme der Deutschen Bibliothek

Aktueller Stand der zementfreien Hüftendopro-
thetik : Symposium Düsseldorf 1985 / hrsg. von
Burkhard Maaz u. Michael Menge. – Stuttgart ;
New York : Thieme, 1985.

NE: Maaz, Burkhard [Hrsg.]

Wichtiger Hinweis:
Medizin als Wissenschaft ist ständig im Fluß. Forschung und klinische Erfahrung erweitern unsere
Kenntnisse, insbesondere was Behandlung und medikamentöse Therapie anbelangt. Soweit in diesem
Werk eine Dosierung oder eine Applikation erwähnt wird, darf der Leser zwar darauf vertrauen, daß
Autoren, Herausgeber und Verlag größte Mühe darauf verwandt haben, daß diese Angabe genau dem
Wissensstand bei Fertigstellung des Werkes entspricht. Dennoch ist jeder Benutzer aufgefordert, die
Beipackzettel der verwendeten Präparate zu prüfen, um in eigener Verantwortung festzustellen, ob
die dort gegebene Empfehlung für Dosierungen oder die Beachtung von Kontraindikationen gegenüber
der Angabe in diesem Buch abweicht. Das gilt besonders bei selten verwendeten oder neu auf den
Markt gebrachten Präparaten und bei denjenigen, die vom Bundesgesundheitsamt (BGA) in ihrer An-
wendbarkeit eingeschränkt worden sind.

© 1985 Georg Thieme Verlag, Rüdigerstraße 14, D–7000 Stuttgart 30
Printed in Germany
Druck: Gutmann + Co., Heilbronn

ISBN 3-13-684801-2   1 2 3 4 5 6

Vorwort der Herausgeber

Vor der Einführung des Knochenzementes in die Endoprothetik konnten nur bescheidene Resultate nach alloarthroplastischen Operationen erzielt werden. Weder die Kappen-Plastik nach SMITH-
PETERSEN oder MAATZ noch die Kopfprothesen nach GOSSET, Merle
D'AUBIGNE oder MOORE konnten die in sie gesetzten Erwartungen erfüllen. Die unübersichtliche, oft wiedersprüchliche Literatur läßt
eine klare Erfolgsaussage dieser frühen endoprothetischen Verfahren nicht zu, aber eine kurzfristige Besserungsrate dürfte lediglich in 30 - 50% der Fälle erzielt worden sein. Bis Ende der 50er
Jahre wurde daher von vielen kritischen Hüftchirurgen der Inter-
positionsarthroplastik der Vorzug gegeben.

Erst durch die Einführung des Knochenzementes durch Sir John
CHARNLEY im Jahre 1959 konnte nach einigen Anfangsschwierigkeiten,
die jedoch eher der ungünstigen Materialwahl anzulasten waren, die
Hüftendoprothetik ihren Siegeszug antreten. Da jedoch auch nach
Anwendung technisch ausgereifter und bioinerter Materialien ein
langfristiger Erfolg offenbar nicht erzielt werden kann, wurden in
den letzten Jahren Bestrebungen sichtbar, den Knochenzement, der
die Endoprothetik eigentlich in sinnvoller Weise erst ermöglicht
hatte, wieder zu verlassen. Polymethylmetacrylat wurde und wird
sowohl mechanisch wie biologisch als unzuverlässigste Komponente
der Endoprothesensysteme angesehen. Die Lösung des Problems wird
nun von zementfreien Totalendoprothesen erhofft, denen in der
Laienpresse sogar ewiges Leben zugeschrieben wird. Eigene Erfahrungen mit zwei verschiedenen zementfreien Systemen haben jedoch
ähnliche Probleme erkennen lassen, wie sie in der Vorzementära und
wie sie bei der aseptischen Lockerung von zementierten Endoprothesen zu beobachten sind. Auch LETOURNEL berichtete vor kurzem über
aseptische Lockerungen bei der JUDET-Prothese nach Laufzeiten über
sieben Jahren, bei denen aggressive Granulationsgewebe um die Implantate sowohl histologisch wie makroskopisch in gleicher Weise
wie bei zementierten Prothesen aufgetreten waren. Ursächlich waren
in diesen Fällen Abriebpartikel aus der Polyäthylen-Innenpfanne.

Da mittlerweile eine größere Anzahl verschiedener zementfreier
Endoprothesensysteme auf dem deutschen Markt konkurrieren und für
die meisten Systeme Frühergebnisse vorliegen, haben wir uns ent-

schlossen, im Januar 1985 anläßlich eines Symposiums in Düsseldorf
zu versuchen durch Diskussion der verschiedenen klinischen Ergebnisse den heutigen Standort zu bestimmen. Da sich in der Vergangen-
heit häufig unterschiedliche Bewertungen bei den Entwicklern und
den Anwendern von Endoprothesensystemen ergeben haben, waren wir
bemüht, vorwiegend unabhängige Anwender der verschiedenen Systeme
als Referenten zu gewinnen. Ein System ist, so die heutige allgemeine Auffassung, nur so gut, wie es sich in der breiten klinischen
Anwendung erweist.

In den einleitenden Beiträgen der Tagung werden zum besseren Verständnis der folgenden, prothesenspezifischen Betrachtungen die
primären Probleme noch einmal dargestellt. Das gilt sowohl für die
Theorie der Krafteinleitung von der Prothese in das Femurlager mit
den darauffolgenden Anpassungs- und Überlastungsreaktionen des
Knochens sowie für die Reaktion des biologischen Lagers auf die
implantierten Materialien. Weiterhin wird ein Überblick über die
mechanischen und biologischen Probleme nach Verwendung von Knochenzement gegeben. Die darauffolgenden Beiträge beschäftigen sich dann
mit den klinischen Ergebnissen der in Deutschland gebräuchlichen
zementfreien Hüftendoprothesen.

Die vorliegende Veröffentlichung der gehaltenen Referate soll den
klinischen Anwendern Orientierungspunkte und Entscheidungshilfen
für die Indikation zur Implantation einer zementfreien Hüftgelenks-
totalendoprothese geben. Wie sich aus den Referaten ergibt, scheint
die Entscheidung zu einer zmenetfreien Pfannenimplantation nicht
schwer, da die Probleme vornehmlich die Fixation der Schaftprothese betreffen.

An dieser Stelle soll noch einmal den Sponsoren der Tagung, insbesondere der Firma Allo pro, die diesen kritischen Überblick in
neutraler Weise erst ermöglicht haben, gedankt werden.

Düsseldorf/Ludwigshafen im Januar 1985
B. Maaz   M. Menge

Anschriften

Aalam, M., Dr. med., Chefarzt der Orthopädischen Abteilung der Fachklinik Rhein-Ruhr, Auf der Rötsch 2, 4300 Essen 18 (Kettwig)

Arcq, M., Prof. Dr. med., Chefarzt der Orthopädischen Abteilung der Ruhruniversität Bochum, St.-Anna-Hospital, 4690 Herne 2

Baumgart, P., Dr. med., Oberarzt der Orthopädischen Klinik, Ev. Fachkrankenhaus Ratingen, Rosenstraße 2, 4030 Ratingen

Bruns, H., Priv.-Doz. Dr. med., Oberarzt der Orthopädischen Universitätsklinik Köln, Josef-Stelzmann-Straße 9, 5000 Köln 41

Eder, H., Dr. med., Oberarzt an der Orthopädischen Klinik Am Eichert, 7320 Göppingen

Goymann, V., Prof. Dr. med., Chefarzt der Orthopädischen Abteilung, Krankenhaus St. Joseph, Bergstraße 6–12, 5600 Wuppertal

Hackenbroch, M.H., Prof. Dr. med., Direktor der Orthopädischen Universitätsklinik, Josef-Stelzmann-Straße 9, 5000 Köln 41

Heitemeyer, U., Dr. med., Oberarzt der Berufsgenossenschaftlichen Unfallklinik, Großenbaumer Allee 250, 4100 Duisburg

Hierholzer, G., Prof. Dr. med., Direktor der Berufsgenossenschaftlichen Unfallklinik, Großenbaumer Allee 250, 4100 Duisburg

Jacob, H.A.C., Dr., Wissenschaftlicher Abteilungsleiter der Abteilung für Biomechanik, Orthopädische Universitätsklinik Zürich, Forchstraße 340, CH-8008 Zürich

Kummer, B., Prof. Dr. med., Direktor des Anatomischen Institutes der Universität Köln, Josef-Stelzmann-Straße, 5000 Köln 41

Lenz, G., Priv.-Doz. Dr. med., Oberarzt der Orthopädischen Universitätsklinik, Moorenstraße 5, 4000 Düsseldorf

Lintner, F., Doz. Dr. med., Patholog.-Anatomisches Institut der Universität Wien, A-1190 Wien

Maaz, B., Dr. med., Chefarzt der Orthopädischen Klinik Marienkrankenhaus, An St. Swidbert 17, 4000 Düsseldorf 31

Menge, M., Priv.-Doz. Dr. med., Chefarzt der Orthopädischen Klinik St.-Marien-Krankenhaus, Salzburgerstraße 15, 6700 Ludwigshafen

Oest, O., Prof. Dr. med., Ärztlicher Direktor des Ev. Fachkrankenhauses Ratingen, Orthopädische Klinik, Rosenstraße 2, 4030 Ratingen

Papandreou, A., Dr. med., Orthopädische Universitätsklinik Zürich, Forchstraße 340, CH-8008 Zürich

Parhofer, R., Dr. med., Chefarzt der Chirurgischen Abteilung, Stadtkrankenhaus, 8440 Memmingen

Pongratz, O., Dr. med., Oberarzt der Orthopädischen Klinik der St.-Vincentinus-Krankenhäuser, Steinhäuserstraße 18, 7500 Karlsruhe

Ramach, W., Dr. med., Oberarzt der Orthopädischen Universitätsklinik Wien, Döblinger Hauptstraße 22/5, A-1190 Wien

Ramisch, R., Dr. med., Oberarzt der Orthopädischen Fachklinik Marienkrankenhaus,
An St. Swidbert 17, 4000 Düsseldorf 31

Schlegel, K.F., Prof. Dr. med., Direktor der Orthopädischen Universitätsklinik,
Hufelandstraße 55, 4300 Essen-Holsterhausen

Scholz, J., Dr. med., Oberarzt der Orthopädischen Abteilung des Krankenhauses
Neukölln, Blaschkoallee 32–46, 1000 Berlin 47

Schreiber, A., Prof. Dr. med., Direktor der Orthopädischen Universitätsklinik Zürich,
Forchstraße 340, CH-8008 Zürich

Schulitz, K.-P., Prof. Dr. med., Direktor der Orthopädischen Klinik der Universität
Düsseldorf, Moorenstraße 5, 4000 Düsseldorf

Semlitsch, M., Dr., Abteilung Medizinaltechnik Fa. Gebr. Sulzer AG,
CH-8401 Winterthur

Skripitz, W., Dr. med., Chefarzt der Orthopädischen Abteilung Brüderkrankenhaus
Koblenz, Kardinal-Krementz-Straße 1, 5400 Koblenz

Spranger, M., Prof. Dr. med., Chefarzt der Orthopädischen Klinik Am Eichert,
7320 Göppingen

Stewen, F., Dr. med., Orthopädische Universitätsklinik der Gesamthochschule Essen,
Pattbergstraße 1, 4300 Essen-Werden

Stock, D., Prof. Dr. med., Chefarzt der Orthopädischen Klinik Melverode,
Leipzigerstraße 24, 3300 Braunschweig-Melverode

Thomas, W., Prof. Dr. med., Chefarzt der Orthopädischen Abteilung Allg. Krankenhaus Barmbek, Rübenkamp 148, 2000 Hamburg 33

Willert, H.-G., Prof. Dr. med., Direktor der Orthopädischen Universitätsklinik,
Robert-Koch-Straße 40, 3400 Göttingen

Winkelmann, W., Prof. Dr., Oberarzt der Orthopädischen Universitätsklinik,
Moorenstraße 5, 4000 Düsseldorf

Zweymüller, K., Doz. Dr. med., Oberarzt der Orthopädischen Universitätsklinik Wien,
Döblinger Hauptstraße 22/5, A-1190 Wien

Inhaltsverzeichnis

VIII

Aktueller Stand der zementfreien Hüftendoprothetik

Einführung in das Thema
B. Maaz

Die seit langem standardisierte, zementierte Hüfttotalen-
doprothetik erlebte in den Jahren von 1967 bis 1977 eine
fast euphorische Periode. Durch die immer zahlreicher wer-
denden aseptischen Spätlockerungen trat eine gewisse Er-
nüchterung oder gar Unsicherheit ein.
Spätlockerungen und die damit verbundenen großen Wechsel-
operationen mit all den bekannten Problemen für den Arzt
und den zu operierenden Patienten waren und sind unter an-
derem sicher mit ein wesentlicher Grund zur sogenannten
"Flucht nach vorn", wie es Professor M.E. Müller auszu-
drücken pflegt. D.h., durch Neuentwicklungen, speziell zementfrei zu implantierender Prothesensysteme, versucht man
das Problem zu lösen.
Eine Vielzahl von Systemen wurde bereits entwickelt, wieder geändert bzw. verbessert, und es werden immer wieder
neue Systeme vorgestellt und zum Verkauf bzw. zum Implantieren angeboten.

Wir konnten in den letzten 10 Jahren, d.h. von 1974 bis
1984, an insgesamt 2164 Implantationen von Hüfttotalendoprothesen und an 349 Wechseloperationen unsere Erfahrungen
sammeln.
Im Jahre 1978 begannen wir mit der zementfreien Verankerung von Hüftgelenkspfannen und implantierten bis Ende 1984
insgesamt 396 Pfannen.
Im Jahre 1982 wagten wir dann auch den Schritt zur zementfreien Schaftimplantation. Wir verwendeten die Schäfte,
die zu den von uns bereits über eine längere Zeit implantierten Pfannen entwickelt wurden, d.h. den BMO-Stufenschaft und den Zweymüller-Schaft. Wir versprachen uns von
diesen Schäften ein gutes Ergebnis.
Bis zu diesem Zeitpunkt standen wir allen zementfreien
Schaftimplantationen aus den verschiedensten Gründen sehr
kritisch und zurückhaltend gegenüber.
Von 1982 bis 1984 implantierten wir 179 zementfreie Schäfte
und zwar zunächst mit steigender und dann mit fallender
Tendenz, d.h. 1982 wurden 65, 1983 wurden 96 und 1984 wurden nur noch 18 Schäfte zementlos implantiert. Unsere anfängliche Euphorie wurde zunehmend gedämpft durch gehäuftes
Auftreten von Problemen in den ersten zwei Jahren nach der
Operation, die uns bei der zementierten Prothetik im Schaftbereich in diesem Umfange nicht begegnet waren.

Wir bemühten uns, sehr differenziert zu dokumentieren, nach-
zuuntersuchen und auszuwerten, um die Ursache der Fehlschläge zu erkennen bzw. zu ergründen.
Mit gedämpftem Optimismus verwenden wir z.Z. nur noch ein
System mit sehr eingeschränkter Indikationsstellung.

Diese Erfahrungen veranlaßten uns, die Anregung aufzugrei-
fen, eine entsprechende Tagung zu planen und auszurichten.
Denn so manches unbefriedigende oder sogar schlechte Ergebnis bei zementlos implantierten Hüftgelenken kann nach

unseren Auswertungen nicht nur schlechten Implantations-
techniken bzw. Operationstechniken angelastet werden, wie
das so gern häufig getan wird, sondern es muß sicher nicht
selten auch einem Systemfehler zugeordnet werden.

Unser Anliegen ist es, daß mit diesem Symposium nicht nur
der derzeitige Stand und Stellenwert der zementfreien Hüftendoprothetik aufgezeigt und umrissen wird, sondern daß
es durch Aufzeigen und Diskutieren der unterschiedlich-
sten Probleme auch gelingen möge, Denkanstöße für Verbesserungen oder gar Neuentwicklungen im Interesse aller Ärz-
te und deren Patienten zu geben.
Vielleicht gelingt es in absehbarer Zeit, auch mit der zementfreien Hüftendoprothetik das zu erreichen, was Herr
Professor M.E. Müller in seinem Vortrag zum Symposium anläßlich des 70. Geburtstages von Herrn Professor R. Schneider
1984 forderte: "Eine Prothese sollte heute bei guter Indikation, Planung und Operationstechnik zumindest 90 Prozent
einwandfreie Ergebnisse im Laufe der ersten 10 Jahre ihrer
Anwendung aufweisen".

Mit einem definitiven Urteil über so manches zementlose
System, ob Pfanne, Schaft oder beides zusammen, kann somit dieses Symposium nicht aufwarten. Um dies zu bekommen,
muß sicher noch einige Zeit gewartet werden.

Vielleicht vermögen neue Erkenntnisse und Ideen bezüglich
der Werkstoffe, der Gestaltung und Verankerung den Dunst
der Ur- bzw. Umweltprobleme zementfrei zu implantierender
Hüftgelenke zu vertreiben.
In diesem Sinne wünsche ich dem Symposium einen erfolg-
reichen Verlauf.

Kraftfluß Prothese - Femur: Anpassungs- und Überlastungsreaktionen des Knochens

B.Kummer, Univ.Köln, D

Die Wechselwirkungen zwischen einer implantierten Endoprothe-
these und dem Wirtsknochen sind recht verschiedener Art.

So können z.B. die Körpergewebe das Metall oder - wenn vorhanden - den Zement angreifen oder das Fremdmaterial kann auf
die Gewebe toxisch wirken oder allergische Reaktionen verursachen. Die meisten dieser Probleme sind heute weitgehend gelöst. Demgegenüber machen jedoch die mechanischen Interaktio-
nen noch ganz erhebliche Schwierigkeiten. Dabei ist es vor
allem die Antwort des Knochens auf die geänderte Beanspruchung,
die uns immer wieder vor schwierige Fragen stellt.

Seit den wegweisenden Arbeiten von F.PAUWELS (1965, 1973)
verfügen wir über eine Arbeitshypothese, die eine weitgehende
Erklärung für die Reaktionen des Knochens auf mechanische
Beanspruchung liefert (Abb.1). Demnach ist der Knochen mit
einem Regler zu vergleichen, der die belastungsbedingten Spannungen stets auf einem bestimmten Sollwert hält. Er erreicht
dieses Ziel durch Knochenanbau bei höherer Beanspruchung und
Knochenabbau bei geringerer Beanspruchung. Wenn die Spannungswerte allerdings eine gewisse Toleranzgrenze übersteigen,
kommt es zu einer "paradoxen" Knochenresorption. Die Lockerung einer Gelenksendoprothese geht ganz allgemein mit einem
Knochenschwund einher. Wenn diese Resorption eine mechanische

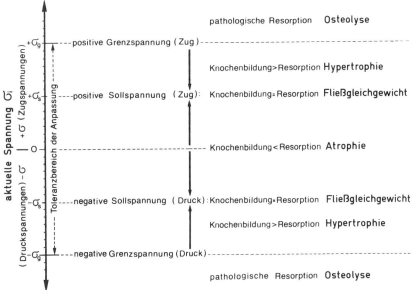

Abb.1 Schema der Reaktion des Knochengewebes auf die Größe der
Normalspannungen (sinngemäß nach PAUWELS 1973). Die Soll-
spannungen und Grenzspannungen (Toleranzgrenze) können
für Druck und Zug verschieden sein.

Ursache hat, was zu vermuten ist, so besteht natürlich ein
großes Interesse daran, zu erfahren, ob der Grund zum Knochenabbau in einer lokalen Überlastung oder in einer Minder-
beanspruchung zu suchen ist. Die vorbeugenden Maßnahmen sind
in dem einen oder den anderen Fall durchaus verschieden.

Es ist ohne weiteres ersichtlich, daß die normale Struktur
des proximalen Femurendes durch die Implantation einer Endoprothese ganz erheblich gestört wird. Dadurch können die
stehengelassenen Anteile des Knochens wesentlich an Festigkeit einbüßen.

Ein weiteres Problem ist die Kraftübertragung vom Knochen auf
das Implantat und umgekehrt. Sie hängt von verschiedenen Parametern ab.

Zunächst werde angenommen, daß eine Endoprothese mit Zement
im Knochen befestigt sei. Dann können über die Knochen-Zement-
Grenze sowohl Normalspannungen (Druck und Zug) als auch Tan-
gentialspannungen (Schub) übertragen werden. Dabei hängt die
Beanspruchung der Grenzfläche davon ab, wie sie im Verlaufs-
muster der Hauptnormalspannungstrajektorien liegt. Sie erfährt
die geringste Beanspruchung, wenn sie zu einer Trajektorien-
schar parallel verläuft und insbesondere, wenn die Druckspan-
nungstrajektorien unter rechten Winkeln auf sie auftreffen.
Steht sie dagegen rechtwinklig zu den Zugspannungstrajektorien,
so wird die Knochen-Zement-Verbindung auf ihre Zugfestigkeit
in Anspruch genommen. In beiden Fällen ist sie aber schubfrei.

Liegt die Grenzfläche aber schief zu den Trajektorienverläu-
fen, so kann jede schräg auftreffende Kraft f in eine Normal-
komponente n und eine Tangentialkomponente t zerlegt werden.
Das bedeutet, daß hier Scherkräfte auftreten, die für die
Knochen-Zement-Verbindung eine große Beanspruchung darstellen.

Im allgemeinen ist diese Grenzfläche jedoch nicht glatt, wie
zunächst unterstellt wurde, sondern Knochen- und Zementoberfläche sind miteinander in
höchst komplizierter Weise verzahnt (Abb.2). In diesem Fall
finden sich allenthalben Stellen,
an denen nur reine Druckkräfte
(p) übertragen werden. Wenn es
zu keinen größeren Verformungen
kommt, werden deshalb keine
Tangentialkräfte wirksam.

Daraus ließe sich nun ableiten,
daß eine zementlose Endoprothese

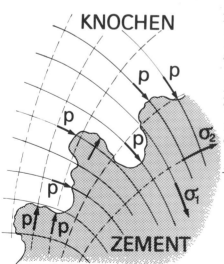

Abb.2 Kraftübertragung an der
Knochen-Zement-Grenze. p =
Normalkräfte; σ_1, σ_2 =
erste und zweite Hauptnor-
malspannung, ihre Trajek-
torien sind durch unter-
brochene Linien wieder-
gegeben.

5

Abb.3 Ideales Muster der
Normalspannungstra-
jektorien, bedingt
durch die Kraftüber-
tragung an der
Grenzfläche zwischen
einem glatten, ohne
Zement eingesetzten
Prothesenstiel und
dem Knochen. Ausge-
zogene Linien:
Druckspannungstra-
jektorien, unter-
brochene Linien:
Zugspannungstra-
jektorien.

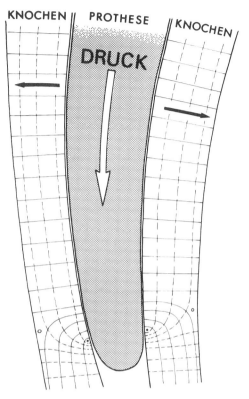

mit glatter Oberfläche
in einer solchen Stellung
zu implantieren sei, daß
der Knochenkontakt paral-
lel zu einer Hauptschar
der Trajektorien verläuft
in der Vorstellung, daß
dann entweder die Druck-
oder die Zugspannungstra-
jektorien senkrecht auf
die Grenze Implantat-Kno-
chen auftreffen. Doch
selbst diese - praktisch
wohl kaum erreichbare -
Position böte keinen besonderen Vorteil, denn der Druck eines
leicht konischen, in die Markhöhle ideal schlüssig eingesetzten Prothesenstiels bedingt ein Trajektorienmuster der Kraftübertragung, das von dem Normalbild des Knochens ohne Prothese
erheblich abweicht (Abb.3).

Diese Vorstellung beruht ferner auf der Voraussetzung, daß
der Prothesenstiel axial belastet sei, was auch nur in den
seltensten Fällen erreicht werden kann.

Im Regelfall erfährt der Prothesenteil je nach Lagerung
eine Kipp- oder Biegebeanspruchung, überlagert von einem
caudalwärts gerichteten Schub, der die Prothese immer tiefer
in den Prothesenschaft hineintreibt.

Dem soll die Tragrippenprothese (z.B. Oscobal, 1975) begegnen.
Den Prothesen dieses Typs liegt das gleiche Prinzip zugrunde:
Stufen an der Schaftoberfläche sind so angeordnet, daß sie
sich beim Hineintreiben des Stiels in die Markhöhle an Rauhig-
keiten der Knocheninnenwand abstützen(Abb.4a). Es wird auch
berichtet, daß die Räume unter den Stufen durch neu gebildete
Knochen ausgefüllt werden, was dann die Abstützung verbessert.

Ein optimales Ergebnis ist verständlicherweise nur dann zu
erwarten, wenn der Knochen überall im Bereich der Kraftübertragung ungefähr in Höhe der Sollspannung (vgl.Abb.1) beansprucht wird. Ein begrenzter Spannungsanstieg über den Soll-

6

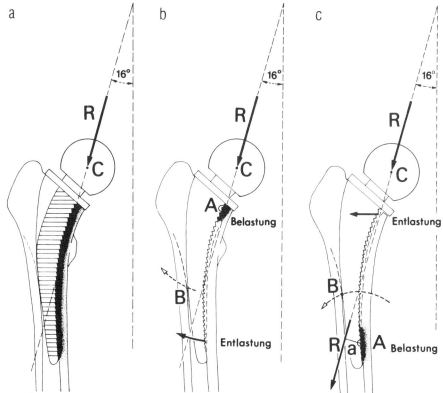

Abb.4 Verschiedene Möglichkeiten der Kraftübertragung bei
einer Tragrippenprothese nach MITTELMEIER (Oscobal,
1975). a Gleichmäßige Druckübertragung auf die mediale
Diaphysenwand. b Proximaler Aufsitz und Kippbeanspru-
chung. c Kippung um einen weit distalen Stützpunkt.
A = Abstützort, a = Hebelarm der Resultierenden in Bezug
auf A, B = Gegenlager bei der Kippung, C = Gelenkzen-
trum, R = Gelenksresultierende

Ein optimales Ergebnis ist verständlicherweise nur dann zu
erwarten, wenn der Knochen überall im Bereich der Kraftübertragung ungefähr in Höhe der Sollspannung (vgl. Abb.1) beansprucht wird. Ein begrenzter Spannungsanstieg über den Sollwert wird zu entsprechender Sklerosierung und damit zur Anpassung führen. Deutlicher Spannungsabfall durch Minderbean-
spruchung einer bestimmten Region muß lokalen Knochenabbau
zur Folge haben. Dadurch kann sich die Prothese lockern,
woraus kritische Beanspruchungswerte für gewisse Regionen des
Implantats oder für den Knochen resultieren. Das kann einen
Circulus vitiosus in Gang setzen.

Noch gefährlicher ist Knochenresorption als Folge von Überlastung, weil dieser Vorgang im allgemeinen irreversibel
ist. Hier entsteht der Circulus vitiosus bereits mit der
ersten Resorption.

Abb.5 Hypothetisches Prothesenmodell
mit Druck- und Zugstützung, deren
Stufen jeweils rechtwinklig zu
den Hauptdruck- und Hauptzugbün-
deln der Spongiosa liegen. Be-
zeichnungen wie in Abb.4

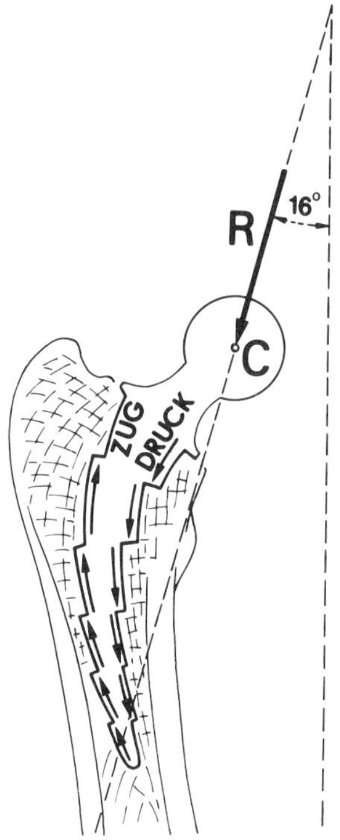

Aus diesen Gründen ist es wichtig, daß
sich der Kraftfluß von der Prothese
zum Knochen über die Länge des Prothe-
sensitzes richtig verteilt. Eine vollkommen gleichmäßige Kraftübertragung
über die gesamte Länge des Prothesenstiels (Abb.4a) ist kaum zu realisie-
ren. Diese Situation hätte zudem den
Nachteil, daß sie selbst durch kleinste Zufälligkeiten gestört werden und
dann in eine ungünstige Spannungsver-
teilung übergehen kann. Besser ist
demgegenüber ein von proximal nach
distal leicht abfallender Gradient
der Kraftübertragung

Konzentriert sich aber die Beanspruchung auf den proximalen Aufsitz
(Abb.4b), so kann es zur Kippung der
Prothese und weiterer Entlastung des
distalen Teils kommen. Als deren
Folge können die Spannungen am Auf-
lager A die Toleranzgrenze überschreiten und hier Knochenresorption verursachen.

Ebenso gefährlich ist aber eine alleinige distale Abstützung
(Abb.4c), weil hierdurch der proximale Knochen durch Unter-
beanspruchung schwinden kann.

Nach diesen Ausführungen könnte es sinnvoll erscheinen, nicht
nur auf der Druckseite der Biegung, sondern auch auf der Zugseite für eine Prothesenabstützung zu sorgen (Abb.5).

Wenn die Stufen derart angeordnet sind, daß sie mit ihren
Kraftübertragungsflächen rechtwinklig zu den Spongiosabälkchen der Hauptdruck- und Zugtrajektorien liegen (auch wenn
diese zunächst zerstört sind und erst durch Knochenneubildung
wieder an die Prothese heranwachsen), könnte hier eine Kraftübertragung auf beiden Seiten erfolgen (Abb.6). Ob dadurch
die Beanspruchung an allen Orten im Bereich der Toleranz-
breite des Knochens gehalten werden kann, ist auf Grund
einer solchen einfachen Überlegung allerdings nicht voraus-
zusagen.

Bisher waren Lage und Größe der Hüftgelenksresultierenden entsprechend den für den Normalfall geltenden Angaben von PAUWELS
(1973) vorausgesetzt und als konstant angesehen worden. Gerade
diese Verhältnisse können aber durch die Implantation einer
Endoprothese verändert werden.

So ist es zum einen möglich, daß sich der Hebelarm der Hüftabduktoren ändert, was erhebliche Auswirkung auf die Größe

8

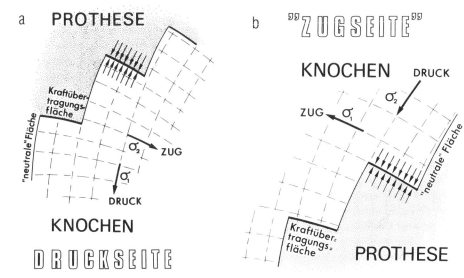

a PROTHESE   b "ZUGSEITE"

DRUCKSEITE

Abb.6 Kraftübertragung zwischen Prothese und Knochen über
      Abstützstufen auf der Druck- und Zugseite. a Druckab-
      stützung; b "Zug"-Abstützung.
      Nur an den Kraftübertragungsflächen werden Normalkräfte
      übertragen. Die "neutralen" Flächen liegen parallel zu
      den Haupttrajektorien und nehmen bei einer Kipptendenz
      der Prothese keine Normalkräfte auf.

der Gelenksresultierenden hat (Abb.7a). Zum anderen werden
Richtung und Größe der Resultierenden aber auch durch die
Lage des Gelenkszentrums bestimmt (Abb.7b).

Die Lage des Drehzentrums eines künstlichen Gelenks hängt
ihrerseits insbesondere von der Einpflanzungstiefe der Pfanne
ab, aber auch die Dicke der Kunstpfanne und der damit korre-
lierte Kopfdurchmesser spielen dabei eine Rolle.

Vor allem Abb.7b zeigt, daß unter ungünstigen Umständen die
Gelenksresultierende um bis zu 150% schwanken kann. Auch
daraus können sich unter gegebenen Umständen für den Knochen
gefährlich hohe Beanspruchungen ergeben.

Demnach wird die Kraftübertragung zwischen Prothese und
Knochen durch eine Vielzahl von Faktoren bestimmt, die in
ihren Wechselwirkungen im Einzelfall theoretisch nur sehr
schwer abzuschätzen sind. Dabei blieb hier noch die Frage verschiedener mechanischer Eigenschaften von Knochen und Implan-
tatmaterial bisher unberücksichtigt. Durch verschieden große
Deformation bei gleicher Beanspruchung (E-Modul!) kann es
zur Tendenz von Relativbewegungen an der Implantat-Knochen-
Grenze kommen, deren Verhinderung zu Scherbeanspruchung führt.
Auch dadurch können örtlich die Spannungswerte die Toleranzgrenze erreichen und überschreiten.

Die Vermeidung offensichtlich schädlicher Beanspruchungs-
situationen kann das Risiko wohl ganz wesentlich vermindern,
aber sicher nicht vollständig eliminieren.

a   b

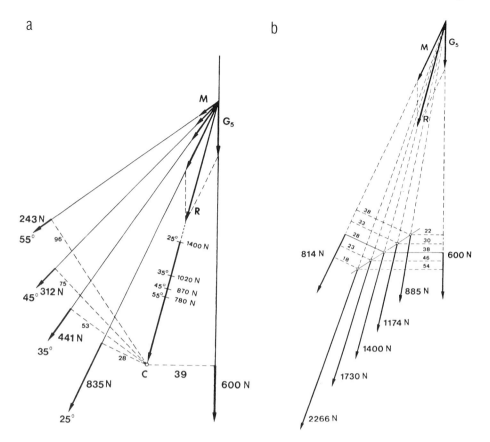

Abb.7 Größe und Richtung der Hüftgelenksresultierenden in
      Abhängigkeit von einigen morphologischen Parametern.
      a   Einfluß des Richtungswinkels (und Hebelarms) der
      Abduktoren. b Einfluß der Lage des Gelenkzentrums.
      C = Hüftgelenkszentrum, G_5 = vom Standbein zu tragendes
      Körpergewicht, M = Kraft der Hüftabduktoren, R = Gelenks-
      resultierende. Alle Kräfte sind in Newton (N) angegeben.

Die Skizze der Tragrippenprothese ist entnommen aus" Oscobal,
Keramik-Hüftprothese nach dem Tragrippenprinzip. Osteo AG,
Selzach 1975.

Literatur zur funktionellen Anpassung des Knochens

KUMMER,B.: Computer simulation of the adaptation of bone to
          mechanical stress. Proc.San Diego Biomedical Symp.
          10, 5 - 12 (1971).

KUMMER,B.: Biomechanics of bone: Mechanical properties, func-
          tional structure, functional adaptation. From:
          Biomechanics: Its Foundations and Objectives
          237 - 271 (1972), edit. Y.C.Fung, N.Perrone and
          M.Anliker, Prentice-Hall, Inc.Englewood Cliffs, N.J.

KUMMER,B.: Biomechanical aspects of the total hip prosthesis. San Diego Biomedical Symp. 1975.

PAUWELS,F.: Der Schenkelhalsbruch. Ein mechanisches Problem. Grundlagen des Heilungsvorganges. Prognose und kausale Therapie. Z.orthop.Chir., Beilageh.63, (1935).

PAUWELS,F.: Grundriß einer Biomechanik der Frakturheilung. Verh.dtsch.orthop.Ges. 34, 62 (1941).

PAUWELS,F.: Gesammelte Abhandlungen zur funktionellen Anatomie des Bewegungsapparates. Berlin: Springer-Verlag 1965.

PAUWELS,F.: Atlas zur Biomechanik der gesunden und kranken Hüfte. Berlin: Springer-Verlag 1973a.

PAUWELS,F.: Kurzer Überblick über die mechanische Beanspruchung des Knochens und ihre Bedeutung für die funktionelle Anpassung. Z.Orthop. 111, 681 (1973b).

ROUX,W.: Der züchtende Kampf der Teile oder die "Teilauslese" im Organismus, zugleich eine Theorie der funktionellen Anpassung. Ges.Abh. I, 135 - 422 (1881).

ROUX,W.: Gesammelte Abhandlungen über Entwicklungsmechanik der Organismen. Bd.1 u.2, Leipzig: Engelmann 1895.

VIGLIANI,F.: Accrescimento e rinnovamento strutturale della compatta in ossa sottratte alle sollecitazioni meccaniche, Nota I. Ricerche sperimentali nel cane. Z.Zellforsch. 42, 59 - 76 (1955a).

VIGLIANI,F.: Accrescimento e rinnovamento strutturale della compatta in ossa sottratte alle sollecitazioni meccaniche, Nota II. Ricerche sperimentali nel cane. Z.Zellforsch. 43, 17 - 47 (1955b)

Prof.Dr.B.Kummer
Anatomisches Institut
der Universität Köln
Joseph-Stelzmann-Str.9
5000 Köln 41

Mechanische und biologische Probleme des Knochenzementes

H.-G. Willert

Wenn am Anfang dieses Symposiums über den derzeitigen Stand der zementfreien Hüftendoprothetik auch über Knochenzement gesprochen werden soll, so geschieht dies in der Absicht, nochmals die Schwierigkeiten herauszustellen, die mit einer Anwendung des selbsthärtenden Methylmethakrylates als Verankerungsmedium für Endoprothesenteile verbunden sind. Hauptsächlich sind es ja die der Zementfixation eigenen mechanischen und biologischen Probleme, die nach Möglichkeiten suchen liessen, ohne den Knochenzement auszukommen.

Inzwischen wurden die Methoden der zementfreien Fixation von Gelenkimplantaten zweifellos zu leistungsfähigen Alternativen entwickelt. Dies darf jedoch nicht darüber hinwegtäuschen, dass unsere Kenntnisse und Erfahrungen hinsichtlich der zementfreien Implantation, insbesondere was Haltbarkeit und gesicherte, vergleichbare Langzeitergebnisse betrifft, bis jetzt verhältnismässig begrenzt sind. In dieser Beziehung wird Vieles noch aus der Perspektive des Glaubens und Hoffens gesehen, wofür jedoch die Bewährungsprobe noch aussteht.

Die Vor- und Nachteile des Knochenzementes und seiner Verwendung sind dagegen recht gut bekannt und es liegen darüber sowohl zahlreiche experimentelle Studien als auch klinische Untersuchungen und Erfahrungsberichte vor. Im Folgenden seien nun einige mechanische und biologische Probleme der Zementfixation angesprochen:

Mechanische Eigenschaften und Probleme

Knochenzement ist ein Verbundwerkstoff, der aus monomerem und polymerem Methylmethakrylat in seiner endgültigen Form erst im Gewebe des Implantationsortes entsteht (Abb. 1). Unmittelbar vor dem Einbringen werden das flüssige monomere und das pulverförmige polymere Methylmethakrylat gemischt und zu einem Teig verrührt. Während das Monomer durch Polymerisation erhärtet, bindet es die Perlen des Polymerpulvers im Idealfall zu einer kompakten Masse. Das polymerisierende Monomer stellt darin die Matrix dar, in der die Polymerperlen eingebettet sind.

Schon das reine, unter idealen Bedingungen hergestellte Polymethylmethakrylat (PMMA) ist ein relativ sprödes Material von geringer Festigkeit. Im Vergleich mit anderen Implantatwerkstoffen (Metallegierungen, AL_2O_3-Keramik, polymere Gleitlagerwerkstoffe) hat es die geringste Zugfestigkeit, eine sehr geringe Elastizität und eine geringe Bruchdehnungs- und Ermüdungsfestigkeit. Lediglich die Druckfestigkeit ist bei PMMA höher als bei anderen Polymerwerkstoffen (Tab. 1; OEST, MÜLLER, HUPFAUER 1975, SWANSON, FREEMAN 1977, SEMLITSCH 1983). Um als Verankerungsmedium von Endoprothesen langfristig der mechanischen Beanspruchung standzuhalten, sollte PMMA-Knochenzement eine Schichtdicke von 3-5 mm nicht unterschreiten und im Idealfall nur auf Druck, nicht aber auf Zug oder Biegung beansprucht werden. In der Praxis der Implantatchirurgie können diese Forderungen jedoch kaum in idealer Weise erfüllt werden.

Die Entstehung, Verteilung und Formung des Zementimplantates
im Knochen ist auch bei hervorragender Operationstechnik nur
schwer steuerbar (Abb. 2). Zu sehr spielen hier die speziellen anatomischen Verhältnisse und andere, aktuelle Gegebenheiten unter der Operation eine Rolle.

Die Verankerung des Knochenzementes im Knochen erfolgt unmittelbar während des Einpressens der teigartigen, noch formbaren Masse in das vorbereitete Knochenbett. Der Zementbrei
legt sich der Wandung des Knochenlagers an, folgt den Unregelmässigkeiten, umschliesst vorspringende Knochenbälkchen und
dringt zwischen diesen in die eröffneten Markräume ein. Innerhalb weniger Minuten erstarrt die Zementmasse dann in der
initial ausgeformten Gestalt (WILLERT et al. 1979a). Infolge
von Polymerisationsschwindung zieht sich die Zementmasse um
etwa 20 μm zurück, behält aber ihre Oberflächengestalt bei
(DEBRUNNER 1975, SEMLITSCH et al., 1977, SEMLITSCH et al.
1979). Im Innern des Zementes durch Monomerverdunstung entstehende Blasen wirken durch ihren Expansionsdruck der
Schrumpfung entgegen, schwächen aber gleichzeitig die mechanische Festigkeit des PMMA (DE WIJN et al. 1973, DEBRUNNER
1976).
Eine chemische Bindung oder eine Bindung durch molekulare
Kräfte, etwa im Sinne des Leimes oder Kittes entsteht zwischen Knochenzement und Knochen nicht. Die Verankerung des
Knochenzementes im Knochen erfolgt also ausschliesslich mechanisch durch Verzahnung der Oberflächenkonturen.
Die Intensität der Verzahnung des Zementes im Knochen hängt
von der Beschaffenheit des knöchernen Lagers (Abb. 3), vom
Druck, unter dem der Zementbrei implantiert wird und von der
Viskosität des Knochenzementes im Moment des Einbringens ab
(WILLERT, PULS 1972).

An glatter Corticalis (Femurschaft), subchondraler Knochenlamelle (Azetabulum) oder Spongiosa mit (z.B. durch Knochentrümmer) verlegten Markräumen verzahnt sich der Zement nur ungenügend. Dies ist erkennbar an der glatten Oberfläche des
Zementimplantates. An einer Corticalis mit Unregelmässigkeiten und Vorsprüngen und an Spongiosa mit offenen Markräumen
ist die Verzahnung des Zementes dagegen viel intensiver. Die
Zementoberfläche ist dann durch Vorsprünge und Einlagerungen
entsprechend stark gegliedert. Der initiale Anpressdruck des
Zementes ist oft ungenügend, wenn der Teig manuell gestopft
wird; der Zement füllt dann das Implantatlager oft gar nicht
vollständig oder schlüssig aus. Gleiches gilt, wenn der Zementteig zum Zeitpunkt der Implantation bereits eine hohe
Viskosität besitzt.

Während der Zementteig in das Implantatlager eingebracht wird,
kommt er natürlich mit Blut oder auch mit Spülflüssigkeit in
Berührung. Beim manuellen Einstopfen sind Faltungen und Überlagerungen der Zementportionen nicht zu vermeiden. Dies führt
aber zum Einschluss von Flüssigkeit zwischen die Zementschichten, deren Verbund dadurch gestört wird (s. Abb. 2). Dieser,
als Laminierung bezeichnete Effekt, bedeutet eine empfindliche
Herabsetzung der mechanischen Festigkeit des Knochenzementes
(LEE et al. 1973, DE WIJN et al. 1973, DE CARVAJAL,BLOCH
1975, GRUEN et al. 1976, MÜLLER 1979).

Für einen dauerhaft haltbaren und festen Sitz der einzementierten Endoprothese ist ein schlüssiger Kontakt zwischen
Prothesenteil und Knochenzement ebenso wichtig, wie die Verzahnung des Zementes mit dem Knochen.

Die Verankerungsteile der Gelenkendoprothesen werden in die,
das knöcherne Implantatbett ausfüllende, aber noch nicht er-
härtete Zementmasse hineingedrückt.
Bei bestimmten Implantaten dient auch das Endoprothesenteil
selbst dazu, den Knochenzement einzubringen und dem knöchernen Lager anzumodellieren.
Bei den meisten herkömmlichen Implantationsmethoden kann jedoch die Schichtdicke des Knochenzementes zwischen Knochen und
Verankerungsteil der Endoprothese nicht exakt bestimmt oder
gar vorherbestimmt werden. Oftmals bleibt bei der Implantation
nur eine sehr dünne Zementlamelle; mitunter verdrängt das Verankerungsteil der Endoprothese an kritischer Stelle den Zement
vollständig und stützt sich direkt gegen den Knochen ab
(Abb. 4). An solchen Stellen weist das Zementbett dann entsprechende Lücken auf. Stets sind Defekte im Zementbett jedoch
gleichzusetzen mit Schwächung der mechanischen Verankerung der
Endoprothese.

Einen von vornherein nur lockeren Sitz im Zementbett erhält
die Endoprothese, wenn sie unmittelbar nach dem Einsetzen im
noch nicht erhärteten Knochenzement bewegt wurde, beispiels-
weise durch zusätzliche Manipulationen, vorzeitige Reposition
o.ä. Der noch plastische Zement wird dann auf der einen Seite
des sich bewegenden Endoprothesenteiles weggedrückt, kann aber
den auf der Gegenseite entstehenden Spalt nicht mehr auffül-
len. Dieser Spalt bleibt im ausgehärteten Zement offen: Die
Prothese ist locker!

Mechanisches Versagen des PMMA als Werkstoff droht, wenn dieses Material unter Wechsellast auf Zug oder Biegung beansprucht oder auf Druck überbeansprucht wird. Es kommt dann zu
Rissen und Brüchen im Zementköcher, die zunehmende Auslen-
kungen des Endoprothesenteiles während der funktionellen Beanspruchung ermöglichen. Dies wiederum kann zur totalen Zerrüttung des Zementes an den Belastungszonen und zu Scheuer-
effekten an Endoprothesenteilen, am Zement oder auch am Knochen führen. Hierdurch werden nun laufend kleine und kleinste
Partikel abgerieben.

Das mechanische Versagen des PMMA tritt in der Regel an
Stellen höchster Lastübertragung auf (z.B. Calcar femoris)
(Abb. 5). Es wird begünstigt durch biomechanisch fehlerhafte
Orientierung der Endoprothesenteile (z.B. Varusposition des
Femurstiels), durch unvollständige Zementausfüllung des knö-
chernen Implantatbettes, aber auch durch ungünstige Formge-
bung der Endoprothesenverankerungsteile, die Lastkonzentra-
tionen oder Sprengwirkungen auf den Zement entfalten (keil-
förmiger Querschnitt von Femurendoprothesenstielen) oder die
Zementschicht örtlich extrem dünn halten. Ein mechanisches
Versagen des Knochenzementes kann auch durch Umbau des knöchernen Lagers begünstigt werden, nämlich dann, wenn die knöchernen Anker zurückgenommen oder durch nicht verkalktes
Osteoid ersetzt werden und die Abstützung des Zementes durch

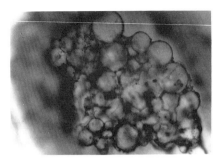
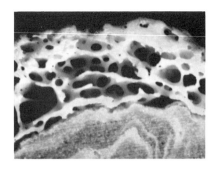

Abb. 1 (links)
PMMA-Knochenzement: Die Polymerperlen sind durch die in vivo
auspolymerisierte MMA-Matrix verbunden. Gefrierschnitt.

Abb. 2 (rechts)
Mazerationspräparat und Feinschliff. Querschnitt durch den
Verbund: PMMA - Spongiosa im Bereich des Trochanter major. Im
Zement erkenntlich die Laminierungen, die durch das Einpressen
in den Markkanal entstehen.

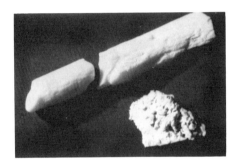
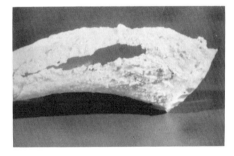

Abb. 3 (links)
Fragmente eines Zementköchers des Femurmarkraumes: oben
glatte Abformung der Diaphyse, unten verzahnte Oberfläche
durch Spongiosa geformt.

Abb. 4 (rechts)
Verankerung einer Femurkomponente durch Knochenzement, un-
gleichmässige Schichtdicke, direkter Metall/Knochen-Kontakt.

Tabelle 1
Vergleich von Materialeigenschaften verschiedener Biomaterialien und Knochen

Material	Elastizitäts-modul N/mm^2	Zug-festigkeit N/mm^2	Druck-festigkeit N/mm^2	Dauerschwing-festigkeit N/mm^2
CoNiCr-Schmiedelegierung	230 000	bis 1 700		bis 800
CoCr-Gusslegierung	220 000	bis 660		bis 400
FeCrNiMo-Stahl	200 000	bis 800		415
TiAlV-Schmiedelegierung	110 000	bis 1 100		bis 600
Al_2O_3-Keramik	380 000		4000	
PMMA	bis 4 000	bis 3 300	bis 130	
UHMW-PE	bis 1 000	bis 4 000	bis 40	
Corticalis	bis 24 000	bis 160	bis 280	
Spongiosa	bis 4 000	bis 4	bis 2	

das knöcherne Widerlager damit nachlässt, was zur vermehrten
Biege- oder Zugbeanspruchung des Zementes führt (WILLERT,
PULS 1972, LINTNER et al. 1982a,b, LINTNER 1983).

Bezüglich der Verankerung des Zementes im Knochen beschränkten wir uns bisher auf die Betrachtung der makroskopischen
Verzahnung. Darüber hinaus sind aber auch Veränderungen in
mikroskopischer Grössenordnung von Bedeutung: An der, dem Gewebe zugewandten Oberfläche sind die Akrylatperlen häufig
nicht vollständig in die Zementmasse integriert (Abb. 6). Sie
liegen dann mehr oder weniger isoliert und erscheinen promi-
nent, während die Matrix zwischen ihnen eingesunken, auf mehr
oder weniger schmale Brücken reduziert oder zu Fäden ausgezogen ist. Wie wir zeigen konnten (WILLERT et al. 1979a,b)
entsteht diese Oberflächenstruktur durch verschiedene, während der Aushärtung des Zementes ablaufende Vorgänge:
1. Während des Einpressens in das knöcherne Implantatlager
kommt es an Berührungsstellen zu Scherung und Umschichtung
der Zementmasse; dadurch kann die noch polymerisierende Matrix zwischen den Perlen zu Fäden ausgezogen werden, die
gleichzeitig entstehenden Spalträume überbrücken und in dieser Form erstarren. Es ergibt sich dadurch stellenweise das
Bild eines fadenziehenden Teiges.
2. Das Herausragen oberflächlich gelegener Perlen dürfte auch
durch die Polymerisationsschwindung des Matrix-Monomers zu-
standekommen.
3. Da der Knochenzement während der Polymerisation beträchtli-
che Mengen von Monomer an das Gewebe abgibt (BECHTEL et al.
1973, WILLERT et al. 1973a, WILLERT et al. 1974) kann auch
die Verarmung der Zementoberfläche an Monomer zu einer unge-
nügenden Verbindung der Perlen durch die Zwischensubstanz
beitragen.

Ein derart aufgelockerter Verbund ist mechanisch natürlich
noch wesentlich weniger fest als ein kompakter Methylmeth-
akrylatblock, wie er gewöhnlich für Labortests Verwendung
findet. Unter der funktionellen Beanspruchung, die auch zu
Mikrobewegungen zwischen Implantat und Knochenführt, können
an Stellen hoher Belastung Perlen oder Perlagglomerate aus
der Zementoberfläche herausbrechen. Die freiwerdenden PMMA-
Fragmente finden sich dann im Gewebe der Knochenzementgrenze
eingeschlossen. So ist es durchaus möglich, dass die Summa-
tion von Mikrofrakturen im Bereiche einer derart aufgelocker-
ten Zementoberfläche zur Zerrüttung des Polymethylmethakryla-
tes und damit zur Lockerung des Implantates führt.

Bei dieser Aufzählung der mechanischen Probleme des Knochenzementes darf allerdings nicht vergessen werden, dass die
Implantationstechnik, das Instrumentarium und die Endoprothesen in den letzten Jahren immer mehr vervollkommnet wurden
und durch viele Detailverbesserungen auch die initiale Verankerung von Zement und Endoprothese entscheidend verbessert
werden konnte:
Als Massnahmen zur Verbesserung der Verzahnung des Zementes
mit dem Knochen werden empfohlen: Anlegen von Verankerungs-
löchern, Befreiung der Markraumöffnungen von Zell- und Kno-
chendetritus durch Spülen (NARTEN et al. 1978) und Ausbür-

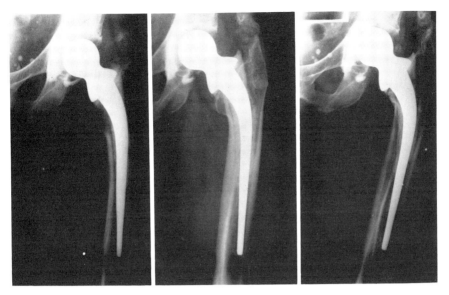

Abb. 5
Zementzerrüttung bei einer TEP-Hüfte als Ursache für die Reoperation;
links: 1 Jahr postop., Mitte: 8 Jahre postop.,
rechts: 11 Jahre postop.

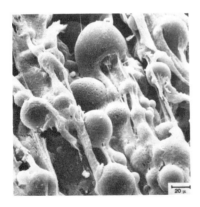

Abb. 6
Oberfläche von CMW-
bone cement 5 Monate postop.
Fadenziehen der MMA-Matrix u.
Isolation der Polymerperlen
bedingen geringe Festigkeit
der Implantatoberfläche.

sten; Verwendung eines Markraumstoppers (WEBER, STÜHMER
1979), der die Ausbreitung des Zementes nach distal begrenzt
und damit den Anpressdruck des Zementes in den Knochen erhöht;
Einbringen des Zementbreis mit der Spritze; Verwendung von
niedrig viskösen Zement und Anwendung von äusserem Druck
("pressurizing" (LEE, LING 1974)); Entlüftung der Markhöhle.
Das Einbringen des Knochenzementes mit einer Spritze verhindert auch gleichzeitig die Laminierung. Der Kontakt zwischen
Verankerungsteil der Endoprothese und dem Knochenzement wurde
verbessert durch Optimierung der Prothesenform (WILLERT et al.
1980b); Strukturierung der Verankerungsteile (NIEDERER et al.
1978); die Zementverteilung kann verbessert werden durch Füh-
rungshilfen und Abstandhalter zur Erzielung einer möglichst
gleichmässigen und mechanisch ausreichenden Schichtdicke des
Knochenzementes.
Mit zunehmender Erfahrung in der Implantatchirurgie zählt zum
Stand der Technik heute auch das Vermeiden mechanischer Unruhe bis zum vollständigen Erhärten des Zementes und die Berücksichtigung biomechanischer Anforderungen bei der Positio-
nierung der Endoprothesenteile. Auch das Instrumentarium wurde
im Hinblick auf Verbesserungen der Zementimplantation modifiziert und weiter entwickelt.
Schliesslich wurde auch die Verarbeitungszeit des bisher gebräuchlichen Knochenzementes optimiert (DEBRUNNER, WETTSTEIN
1975, BUCHHORN et al. 1982). Die Entwicklung neuer Knochenzemente ist noch in vollem Gange.

Biologische Eigenschaften und Probleme
Das Monomer des Methylmethakrylates (Methakrylsäure-Methyl-
ester MMA) ist zelltoxisch (HULLIGER 1962) und tötet Gewebe-
zellen von einer Konzentration von 1:1000 an aufwärts (MOHR
1958). Dieses scheint vor allem von lokaler Bedeutung zu sein
für das Gewebe, welches in Kontakt kommt mit noch nicht aus-
polymerisiertem Knochenzement, in dem noch ein grösserer Anteil freien Monomers vorhanden ist. Die von der aushärtenden
Zementmasse in das angrenzende Gewebe übergehende und hier ge-
bundene Monomermenge erreicht Konzentrationen, die geeignet
sind, eine schädigende Wirkung auf Zellen und Proteine auszu-
üben (WILLERT et al. 1974, LINDER 1976, PETTY 1980). Ausser
einer direkten Schädigung des Gewebes hemmt MMA im normalen
Serum die antibakterielle Aktivität und die Bildung chemo-
taktischer Faktoren (durch Verhinderung der Komplement-Akti-
vierung). Auch die Bewegungsfähigkeit, die Phagozytosetätig-
keit und die bakterizide Aktivität der polymorphkernigen
Leukozyten (getestet an Staph. epid., Staph. aureus und Esch.
coli) wird durch MMA in lokalen Konzentrationen von 0,156 bis
1,25 % signifikant gehemmt (PETTY 1978a, b).

Im Gegensatz zu der lokalen Zelltoxizität wird einer systemischen Wirkung des Methylmethakrylates keine wesentliche Bedeutung beigemessen. Im Tierversuch lässt sich zwar durch i.v.
Verabreichung von monomerem Methylmethakrylat eine Wirkung auf
den Kreislauf (Blutdruckabfall, vagotroper Effekt?) nachweisen (KUTZNER et al. 1974, SCHLAG 1974), dies jedoch erst in
einer relativ hohen Dosierung. Die bei der Implantation von
Knochenzement in die Zirkulation gelangenden Mengen von MMA
sind dagegen wahrscheinlich zu gering, um einen systemisch

toxischen Effekt auszulösen (McLAUGHLIN et al. 1973,
COVENTRY et al. 1975, MODIG et al. 1975a, b). Die intraoperativ aufgetretenen Atmungs- und Kreislaufreaktionen werden
dagegen als direkte Folge einer intramedullären Druckerhöhung,
nicht aber als Reaktion auf monomeres MMA interpretiert
(RUDIGIER, GRÜNERT 1978, RINECKER 1978, 1980).
Ausser dem monomeren Methylmethakrylat werden auch den verschiedenen chemischen Zusätzen wie Barium- oder Zirkon-halti-
gen Röntgenkontrastmitteln oder den Substanzen des Starter-
systems (Benzoylperoxyd, Dimethylparatoluidin) toxische Wir-
kungen zugeschrieben (RUDIGIER et al. 1977, LINTNER et al.
1982a, b, LINTNER 1983).
Als weiteres Problem des in vivo aushärtenden Knochenzementes
wurde die Wärmeentwicklung gesehen, die als Folge des exother-
men Polymerisationsvorganges auftritt.
Die in der Literatur angegebenen Temperaturwerte von Labor-
testen liegen zwischen 40 und 120°C (WILTSE et al. 1957,
SLOOFF 1971, DEBRUNNER 1974). Es ist anzunehmen, dass diese
grosse Varisationsbreite durch Unterschiede in der jeweils
zur Anwendung gelangenden Versuchsanordnung und Messmethode
bedingt ist (SLOOFF 1970, HUPFAUER, ULATOWSKI 1971).
Bei in vivo-Bestimmungen an der Knochen/Zement-Grenze werden
weit niedrigere Temperaturen gemessen, die zwischen 42,6 und
51°C und somit unter der von LEHNARTZ (1959) mit 56°C angegebenen kritischen Temperatur für Eiweisskoagulation lagen
(BIEL et al. 1974, LABITZKE, PAULUS 1974). Der Grund dafür
liegt wahrscheinlich in einer geringeren Schichtdicke des
Knochenzementimplantates (gegenüber den bei Labortests verwendeten Klumpen), vor allem aber in der Ableitung der Wärme
durch die Blutzirkulation. FEITH (1975) nimmt an, dass auch
diese relativ niedrigen Temperaturen noch zelluläre Knochenne-
krosen hervorrufen.

Durch die Implantation des Knochenzementes stirbt das angrenzende Gewebe (Knochenmark und Knochen) bis in einer Tiefe von
3mm ab (WILLERT, PULS 1972). Als mögliche Ursache der Gewebs-
nekrose kommen in Frage die bereits erwähnte zelltoxische Wirkung des MMA-Monomers und die während der Polymerisation des
Methylmethakrylates freiwerdende Wärme. Dabei darf jedoch
nicht übersehen werden, dass die Hauptursache für die Entstehung der Gewebenekrosen wahrscheinlich das Trauma der Operation selbst ist, welches infolge Zerstörung eines Teils des
intraossären Gefässnetzes zur Unterbrechung der Blutversorgung
im Implantatlager führt (FEITH 1975, RHINELANDER et al. 1979).
Alle genannten Einflüsse wirken sich fast gleichzeitig, nämlich unmittelbar vor, während und nach der Zementimplantation
aus. Die morphologischen Veränderungen,die sich daraufhin im
Gewebe entwickeln, lassen nicht erkennen, zu welchen Teilen
die genannten Ursachen tatsächlich dafür verantwortlich sind.

Die Phase, in der am Gewebe die Schädigung eintritt, bezeichnen wir als Initialphase (Abb. 7). Ihr schliesst sich die Reparationsphase an, die sich über mehrere Monate bis zu einem
Jahr und länger erstreckt: Die Revitalisierung von Knochenmark
und Knochen erfolgt, indem die Nekrosen abgebaut und durch le-
bendes Gewebe ersetzt werden (Abb 8). Die Knochenstruktur
adaptiert sich dabei gleichzeitig an den, durch das Implantat

20

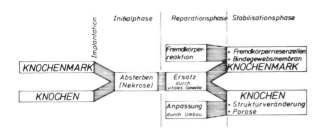

Abb. 7
Die Phasen der Ge-
webereaktion auf
PMMA-Knochenze-
ment.

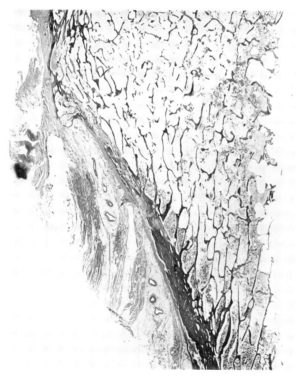

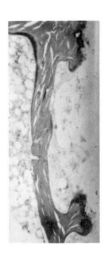

Abb. 8 (links)
Nekrose des an den PMMA-Köcher angrenzenden Gewebes in der
Initialphase, S 262/69, 11 Wochen postop. Region des Trochan-
ter major, am rechten Bildrand Knochen/Zement-Grenze.

Abb. 9 (rechts)
Ausbildung osteoider Säume an der dem Knochenzement zugewandten Seite, 391/68, 4 Jahre postop.

geänderten Kraftfluss im knöchernen Lager. Im Grenzbereich
zwischen Zement, Knochenmark und Knochen bildet sich eine
Bindegewebsschicht von wechselnder Dicke. An der Kontaktseite
zum Zement siedeln sich mehrkernige Fremdkörperriesenzellen
an. Nach Beseitigung aller Nekrosen und Abschluss der Umbauvorgänge ist die Stabilisationsphase erreicht, in der sich
ein Gleichgewicht zwischen Implantat und Gewebe einstellt.
Bindegewebe und Fremdkörperriesenzellen an der Knochen/Zement-
Grenze bleiben (WILLERT, SCHREIBER 1969). Besonders das Bindegewebe, aber auch das Knochenmark, reagieren leicht auf verschiedene Noxen und beteiligen sich an der Abwehr von Infekten, an der Speicherung von Abriebprodukten der Biomaterialien oder am Versuch, Überlastungsschäden an den Knochenbälkchen zu reparieren. Wie wir zeigen konnten (WILLERT et al.
1973, 1976, 1977, 1978, 1980, 1981a,b,c, 1983, GRISS et al.
1984) führt die Beteiligung des Gewebes der Knochenzementgrenze an solchen Reaktionen u.U. zur ausgedehnten Knochenresorption und damit zur Lockerung des Implantates. Aber auch
bei völlig intakter Zementverankerung unterliegt der Knochen
in der Stabilisationsphase einem physiologischem Umbau. Man
sieht auch Jahre nach der Implantation an den Knochenbälkchen
in der Nachbarschaft zum Knochenzement häufig Kuppen und Säume
unverkalkten Osteoids (Abb. 9) (WILLERT, PULS 1972, GRISS et
al. 1974). Dies interpretieren LINTNER et al. (1982a,b, 1983)
als Zeichen für eine Verkalkungsstörung des Osteoids. Die Ursache für diese Verkalkungsstörung sehen LINTNER et al. in
lokalen Einflüssen, möglicherweise in Substanzen aus dem
Knochenzement, die eine Wirkung auf Osteoblasten und Minerali-
sationsvorgänge ausüben. Die Vermehrung von inaktivem Osteoid
und die Störung der Mineralisation an der Zement/Knochen-
Grenze lässt nach LINTNER et al. (1982) auch nach mehrjähriger
Implantation keine Zunahme der Festigkeit der Verankerung zwischen Zement und Knochenlager erwarten.

Immer noch ungeklärt ist die Frage, ob PMMA-Knochenzement von
Zellen angegriffen oder resorbiert werden kann. Obwohl dies
nach allgemein herrschender Auffassung nicht der Fall sein
soll, stossen wir in histologischen Präparaten immer wieder
auf Befunde, die zumindest an eine solche Möglichkeit denken
lassen: In unmittelbarer Nachbarschaft von kompaktem PMMA-
Knochenzementeinschlüssen im Gewebe finden sich Ansammlungen
von Phagozyten, deren Zellplasma Teilchen eines Materials
speichert, welches dem Knochenzement sehr ähnlich ist.

Inzwischen hat es zahlreiche Versuche zur Weiterentwicklung
der PMMA-Zemente zur Verbesserung der mechanischen und biologischen Eigenschaften des Knochenzementes gegeben. Es kann
zwischen zwei Wegen zur Zementmodifikation unterschieden werden: Der eine beruht auf den klinisch eingeführten Zementen
und durch Beimischungen von z.B. Glas- und Kohlefasern, Par-
tikeln aus Glaskeramik, Apatit und chemisch veränderten Knochenspänen erhält man sowohl veränderte mechanische Eigenschaften (z.B. Dauerschwingfestigkeit) als auch veränderte
"biologische" Eigenschaften (reduzierte Polymerisationswärme,
Knochenan- oder -einwachsen usw.). Der andere Weg wird durch
die Substitution oder Modifikation von Teilen des Startersys-
tems und/oder der flüssigen Komponente beschritten, wodurch

der Anteil an Bestandteilen bekannter Zelltoxizität reduziert wird. Auch hier werden Verbesserungen der mechanischen
und biologischen Eigenschaften angestrebt und erwiesener-
massen erreicht. Generell ist aber festzustellen, dass diese
Modifikationen noch keine generelle Anwendung wie die herkömmlichen Zemente finden (ausführlich wird über den derzeitigen Stand der Technik und die Weiterentwicklungen in einem
Symposiumsband über "Knochenzement - Werkstoff, klinische Erfahrungen, Weiterentwicklungen" berichtet (WILLERT, BUCHHORN
1985)).

Als Empfehlungen zur Handhabung der Knochenzemente können die
folgenden Punkte aus dem vorher Besprochenen zusammengestellt
werden: Präparation eines möglichst trockenen Implantations-
bettes, Vermeidung von Laminierungen, Einschlüssen und Por-
tionierung; Vermeidung übermässig dicker ebenso zu dünner Zementschichten zur Begrenzung der Oberflächentemperatur und der
Monomerabgabe unter Wahrung einer dauerschwingfesten Verankerung; die Wahl eines grösseren Implantatvolumens sollte der
Verwendung von Hilfsimplantaten oder grossen Zementmengen vor-
gezogen werden; präzise Berücksichtigung der Verarbeitungsvor-
schriften (Zeitplan, Raumtemperatur, Handhabung); Verwendung
von Zementspritzen, Entlüftungen und sonstiger Hilfsmittel;
biomechanisch richtiger Einsatz und bestmögliche Einbettung
in den Zement von notwendigen Hilfsimplantaten (Schrauben,
Netze, Stützringe u.ä.); Vermeidung jeglicher Bewegungen des
biomechanisch richtig positionierten Implantates während der
Polymerisation sowie peinlich genaues Säubern von Zement-
resten und -überständen.

Mit der Beherrschung und Verfeinerung seiner Operationstechnik kann auch der Operateur dazu beitragen, die Schädigung des
Gewebes zu begrenzen, indem er die Implantation möglichst
schonend und wenig traumatisierend durchführt. Für die spätere
Beanspruchung des Kunstgelenkes durch den Patienten sollte
schliesslich die Tatsache Beachtung finden, dass der Zement
nie fester im Knochen verankert ist, als unmittelbar nach der
Implantation.

LITERATUR

BECHTEL A., H.-G. WILLERT
Bestimmung des Monomergehalts von Methacrylsäuremethylester
in Knochenmark, Fett und Blut nach dem Aushärten verschiedener "Knochenzemente".
Aus: Chromatographia, Vol. 6, Nr. 5, 226-228, 1973

BIEL G., J. HARMS, U. HANSER
Experimentelle Untersuchungen über die Wärmeentwicklung im
Knochen bei der Polymerisation von Knochenzement.
Arch. Orthop. Unfall-Chir., Vol. 78, 62-69, 1974

BUCHHORN U., D. KISTNER, H.-G. WILLERT, M. SEMLITSCH
Bestimmung der Aushärtecharakteristik und der Verarbeitungs-
breite von Knochenzementen.
Z. f. Orthopädie, Band 120, 761-884, 1982

de CARVAJAL A., B. BLOCH
The significance of inhomogenities in acrylic bone cement.
Acta Orthopaedica Belgica, Tome 41, Fasc. 5, 583-588, 1975

CONVERY F.R., D.R. GUNN, J.D. HUGHES, W.E. MARTIN
The relative safety of polymethylmethacrylate. A controlled
clinical study of randomly selected patients with Charnley
and Ring total hip replacements.
J. Bone Joint Surg., 57-A, 57-64, 1975

DEBRUNNER H.U.
Die Erwärmung von Knochenzement bei der Polymerisation.
Arch. Orthop. Unfall-Chir. 78, 309-318, 1974

DEBRUNNER H.U., A. WETTSTEIN
Die Verarbeitungszeit von Knochenzementen.
Arch. Orthop. Unfall-Chir. 81, 291-299, 1975

DEBRUNNER H.U.
Die Volumenänderung von Knochenzementen während der Härtung.
Arch. Orthop. Unfall-Chir. 81, 37-44 (1975)

DEBRUNNER H.U.
Untersuchungen zur Porosität von Knochenzementen.
Arch. Orthop. Unfall-Chir. 86, 261-178, 1976

FEITH R.
Side-effects of acrylic cement implanted into bone,
Dissertation, Kathol. Univ. Nijmegen, 1975

GRISS P., U. HARTZ, H.-G. WILLERT
Analyse der periprothetischen Gewebereaktion bei 26 reope-
rierten Hüftendoprothesen der Al_2O_3-Keramik-Gleitpaarung.
DGOT, 71. Tagung, Vortrag 20, 14. Sept. 1984

GRUEN T.A., K.L. MARKOLF, H.C. AMSTUTZ
Effects of laminations and blood entrapment on the strength
of acrylic bone cement.
Clin. Orthop. Res., 119, 250-255, 1976

HULLIGER L.
Untersuchungen über die Wirkung von Kunstharzen (Palacos und
Ostamer) in Gewebekulturen.
Arch. Orthop. Unfall-Chir. 54, 581-588, 1962

24

HUPFAUER W., L. ULATOWSKI
Thermographische Messungen der Polymerisationstemperaturen
thermoplastischer Kunststoffe.
Arch. Orthop. Unfall-Chir. 70, 70-82 (1971)

KUTZNER F., E.Ch. DITTMANN, J. OHNSORGE
Atemeffekte durch Knochenzement auf Methylmethacrylatbasis.
Z. Orthop. 112, 1053,1062, 1974

KUTZNER F., E.Ch. DITTMANN, J. OHNSORGE
Restmonomerabgabe von abhärtendem Knochenzement.
Arch. Orthop. Unfall-Chir. 79, 247-253, 1974

LABITZKE R., M. PAULUS
Intraoperative Temperaturmessungen in der Hüftchirurgie wäh-
rend der Polymerisation des Knochenzementes Palacos.
Arch. Orthop. Unfall-Chir. 79, 341-346, 1974

LEE A.J.C., R.S.M. LING, J.D. WRIGHTON
Some properties of polymethylmethacrylate with reference to
its use in orthopedic surgery.
Clin. Orthop. Res. 95, 281-287, 1973

LEE A.J.C., R.S.M. LING
A device to improve the extrusion of bone cement into the
bone of the acetabulum in the replacement of the hip joint.
Biomedical engineering, 1-3, 1974

LEHNARTZ E.
Einführung in die Chemische Physiologie.
Springer Verlag Berlin, 1959

LINDER L.
Tissue reaction to methylmethacrylate monomer.
Acta Orthop. Scand. 47/1, 3-10, 1976

LINTNER F., P. BÖSCH, G. BRAND, H. HARMS
Die Mineratlisationsstörung an der Zement-Knochen-Grenze bei
totalen Endoprothesen.
Acta Medica Austriaca, Suppl. Nr. 23, Beilage zu Heft 3,
Vol. 9, 25, 1982

LINTNER F., P. BÖSCH, G. BRAND
Histologische Untersuchungen über Umbauvorgänge an der Zement-
Knochen-Grenze bei Endoprothesen nach 3- bis 10-jähriger Im-
plantation.
Path. Res. Pract. 173, 376-389, 1982

LINTNER F.
Die Ossifikationsstörung an der Knochenzement-Knochengrenze -
Histologische und chemische Untersuchung - Experiment und
Klinik.
Acta Chirurgica Austria, Suppl. Nr. 48, 3-17, 1983

McLAUGHLIN R.E., C.A. DiFAZIO, M. HAKALA, B. ABBOTT,
J.A. MacPHAIL, W.P. MACK, D.E. SWEET
Blood clearance and acute pulmonary toxicity of methylmeth-
acrylate in dogs after simulated arthroplasty and intravenous
injection.
J. Bone Jt. Surg. 55-A, 1621-1628, 1973

MODIG J., P. MALMBERG
Pulmonary and circulatory reactions during total hip replace-
ment surgery.
Acta Anaest. Scand. 19, 219-237, 1975

MODIG J., C. BUSCH, S. OLERUD, T. SALDEEN, G. WAERNBAUM
Arterial hypotension of thromboplastic products during total
hip replacement: The importance of thromboplastic products,
fat embolism and acrylic monomers.
Acta Anaesth. Scand. 19, 44-51, 1975

MOHR H.J.
Pathologische Anatomie und kausale Genese der durch selbst-
polymerisierendes Methacrylat hervorgerufenen Gewebsveränder-
rungen.
Zeitschr. f.d. gesamte exp. Medizin 130, 41-69, 1958

MÜLLER K.
A practice-orientated study of the complex processing and
handling application - resultant properties of autopolymeri-
zing PMMA bone cements.
Z. Werkstofftechnik 10, 30-36, 1979

NARTEN N.C., D. LARKE, A.S. GREENWALD, A.H. WILDE
An effective technique for bond enhancement at the bone-
cement interface.
Transactions, 24th Annual ORS, Dallas, Texas, Feb. 21-23,
1978, p 191

NIEDERER P.G., C. CHIQUET, J. EULENBERGER
Hüftendoprothesen mit oberflächenstrukturierten Verankerungs-
schäften.
Unfallheilkunde 81, 205-210, 1978

OEST O., K. MÜLLER, W. HUPFAUER
Die Knochenzemente
Thieme Verlag, Stuttgart, 1975

PETTY W.
The effect of methylmethacrylate on bacterial phagocytosis
and killing by human polymorphonuclear leukocytes.
J. Bone Jt. Surg. 60-A, 752-757, 1978

PETTY W.
The effect of methylmethacrylate on chemotaxis of polymorpho-
nuclear leukocytes.
J. Bone Jt. Surg. 60-A, 492-498, 1978

PETTY W.
Methylmethacrylate concentrations in tissues adjacent to bone
cement.
J. Biomed. Mat. Res. 14, 427-434, 1980

Rhinelander F.W., C.L. Nelson, R.D. STEWART, C.L. STEWART
Experimental reaming of the proximal femur and acrylic cement
implantation - vascular and histologic effects.
Clin. Orthop. 141, 74-89, 1979

RINECKER H.
Das Knochenzement-Implantations-Syndrom.
Fortschr. Med. 96 Jg., Nr. 31, 1553, 1978

RINECKER H.
New clinico-pathophysiological studies on the bone cement
implantation syndrome.
Arch. Orthop. Traumat. Surg. 97, 263-274, 1980

RUDIGIER J., K. DRAENERT, A. GRÜNERT, G. RITTER
Zur Problematik von Kontrastmittelbeimengungen in Knochen-
zementen.
Akt. Traumatologie 7, 35-48, 1977

RUDIGIER J., A. GRÜNERT
Tierexperimentelle Untersuchungen zur Pathogenese intraoperativer Kreislauf- und Atmungsreaktionen bei der Implantation
sog. Knochenzemente in die Markhöhle eines Röhrenknochens.
Arch. Orthop. Traumat. Surg. 91, 85-95, 1978

SEMLITSCH M., R. KELLER, H.-G. WILLERT
Dimensional variation of acrylic bone cement during polymerization and exposure in ringer solution.
9th Annual Intern. Biomat. Symp., New Orleans, Louisiana,1977

SEMLITSCH M., R. KELLER, H.-G. WILLERT
Polymerisationsschwindung von PMMA-Knochenzementen.
Z. Orthop. 117, 684, 1979

SEMLITSCH M.
Metallische Implantatwerkstoffe für zementierte und zementfrei verankerte Hüftendoprothesen.
in: Die zementlose Fixation von Hüftendoprothesen
    Hrsg. Morscher E.
    Springer, Berlin 1983

SLOOFF T.J.J.H.
The influence of acrylic cement.
Acta. Orthop. Scand. 42, 465-481, 1971

SWANSON S.A.V., M.A.R. FREEMAN
The scientific basis of joint replacement.
Pitman Medical, Tunbridge Wells, 1977

SCHLAG G.
Experimentelle und klinische Untersuchungen mit Knochenzementen - Ein Beitrag zur Pathogenese und Prophylaxe der
akuten intraoperativen Hypotension bei Hüftalloarthroplasti-
ken.
Verlag Brüder Hollinek, Wien 1974

WEBER B.G., G. STÜHMER
Improvements in total hip prosthesis implantation technique.
A cement proof seal for the lower medullary cavity and a
dihedral self-stabilizing trochanteric ostoeotmy.
Arch. Orth. Traum. Surg. 93, 185-189 (1979)

WIJN J.R., T.J.J.H. SLOOFF, F.C.M. DRIESSENS
Mechanical properties of bone cements in vitro and vivo.
The Knee Joint, Proceedings of the Int. Congress, Rotterdam,
1973, Excerpta Medica, Amsterdam

WILLERT H.-G., P. PULS
Die Reaktion des Knochens auf Knochenzement bei der Allo-
Arhtroplastik der Hüfte.
Arch. Orthop. Unfall-Chir. 72, 33-71, 1972

WILLERT H.-G., A. SCHREIBER
Unterschiedliche Reaktionen von Knochen- und Weichteillager
auf autopolymerisierende Kunststoffimplantate.
Z. Orthop. 106, 231-252, 1969

WILLERT H.-G.
Die quantitative Bestimmung der Abgabe von monomerem Methyl-
methacrylat verschiedener Knochenzemente an das umgebende Gewebe während der Polymerisation.
Sonderdruck aus Battelle-Information Nr. 18, 1973a

WILLERT H.-G., M. SEMLITSCH
Die Reaktion der periartikulären Weichteile auf Verschleiss-
produkte von Endoprothesenwerkstoffen.
In: Der totale Hüftgelenkersatz.
    Hrsg. Cotta H., Schulitz K.-P.
Georg Thieme Verlag Stuttgart 1973b, 199-210

WILLERT H.-G., H.-A. FRECH, A. BECHTEL
Measurements of the quantity of monomer leaching out of
acrylic bone cement into the surrounding tissues during the
process of polymerization.
In: Biomedical Applications of Polymers.
    Hrsg. Gregor H.P.
    Plenum Publish. Corp., New York, 121-133, 1974

WILLERT H.-G., M. SEMLITSCH
Tissue reactions to plastic and metallic wear, products of
joint endoprostheses.
In: Total Hip Prosthesis.
    Hrsg. Gschwend N., Debrunner H.U.
Hans Huber Verlag, Bern, Stuttgart, Vienna 1976

WILLERT H.-G., M. SEMLITSCH
Reactions of the articular capsule to wear products of
artificial joint prostheses.
J. Biomed. Mat. Res. 11, 157-164, 1977

WILLERT H.-G., M. SEMLITSCH, G. BUCHHORN, U. KRIETE
Materialverschleiss und Gewebereaktion bei künstlichen Ge-
lenken. Histopathologie, Biokompatibilität, biologische und
klinische Probleme.
Orthopädie 7, 62-83 (1978)

WILLERT H.-G., K. MÜLLER, M. SEMLITSCH
The morphology of polymethylmethacrylate (PMMA) bone cement.
Arch. Orthop. Traumat. Surg. 94, 265-292, 1979a

WILLERT H.-G., G. BUCHHORN, L. ZICHNER, K. MÜLLER,
M. SEMLITSCH
Oberflächenstrukturen von Knochenzement.
Z. Orthop. 117, 674-683, 1979b

WILLERT H.-G., G. BUCHHORN, M. SEMLITSCH
Die Reaktion des Gewebes auf Verschleissprodukte von Gelenk-
endoprothesen der oberen Extremitäten.
Orthopäde 9, 278-289, 1980a

WILLERT H.-G., U. BUCHHORN, L. ZICHNER
Clinical experience with total hip endoprostheses of
different design and material.
Arch. Orthop. Traumat. Surg. 97, 197-205, 1980b

WILLERT H.-G., G. BUCHHORN, U. BUCHHORN; M. SEMLITSCH
Tissue response to wear debris in artificial joints.
In: Implant Retrieval: Material and Biological Analysis.
   Hrsg. Weinstein A., Gibbons D., Brown St., Ruff W.
NBS Special Publication 601, 239-267, 1981

WILLERT H.-G.
Zur Bedeutung des Verschleissverhaltens und der Gewebever-
träglichkeit von Biomaterialien für die Klinik.
AMI-Berichte, Dietrich-Reimer-Verlag, 140-147, 1981a

WILLERT H.-G., G. BUCHHORN, M. SEMLITSCH
Recognition and identification of wear products in the
surrounding tissues of artificial joint prostheses.
In: Tribiology of Natural and Artificial Joints.
   Hrsg. Dumbleton J.H.
Elsevier Scientific Publishing Comp., Amsterdam - Oxford -
New York, 381-419, 1981b

WILLERT H.-G.
Biokompatibilität und Endoprothesenwerkstoffe.
In: Die zementlose Fixation von Hüftendoprothesen.
Springer Verlag Berlin, 1983

WILLERT H.-G., G. BUCHHORN
Knochenzement - Werkstoff. Klinische Erfahrungen, Weiterent-
wicklungen
Thieme Verlag, Stuttgart, 1985 (im Druck)

WILTSE L.L., R.H. HALL, J.C. STENEHJEM
Experimental studies regarding the possible use of self-
curing acrylic in orthopaedic surgery.
J. Bone Jt. Surg. 39-A, No. 4, July 1957

Prof. Dr. med. H.-G. Willert
Orthopädische Klinik der
Universität Göttingen
Robert-Koch-Str. 40
D-3400 Göttingen

Erfahrungen mit der Werkstoffkombination Titanlegierung, Aluminiumoxidkeramik und Polyäthylen bei zementfreien Zweymüller-Endler Hüftprothesen

M. Semlitsch, Gebrüder Sulzer AG Winterthur, CH

Einleitung

Ende der 70er Jahre wurde ein zementfreies Hüftprothesen-Baukastensystem mit ENDLER Schraubpfannen (ENDLER 1982) und ZWEYMÜLLER Femurhüftendoprothesen (ZWEYMÜLLER 1983) entwickelt. Dabei konnte auf die langjährige Erfahrung mit anderen zementfreien Implantaten zurückgegriffen werden. Ueber die mehr als fünf Jahre klinisch gesammelten Erfahrungen mit dieser direkt am Knochen verankerten Totalhüftendoprothese wurde in der Literatur (ENDLER 1982, 1983, ZWEYMÜLLER 1983, 1984, PERNER 1984, PFLUEGER 1984) bereits berichtet.

Die Werkstoffkombination
  Polyäthylen für Schraubpfannen
  Aluminiumoxidkeramik für Hüftgelenkkugeln
  Titanlegierung für Femurschäfte
wurde in der Literatur schon eingehend abgehandelt (ZWEYMÜLLER 1982, SEMLITSCH 1983, 1984). An dieser Stelle soll auf die Erfahrungen mit diesem Werkstoffkonzept eingegangen werden.

ENDLER Schraubpfannen aus Polyäthylen

Die ersten Schraubpfannen aus ultrahochmolekularem Polyäthylen CHIRULEN[R] wurden 1978 in Wien implantiert und hatten eine BIO-LOX[R] Keramikkugel mit Durchmesser 32 mm als Gleitpartner. Die anfänglichen vier Modelle unterschiedlicher Grössen wurden im Jahre 1984 durch drei weitere Modelle mit Zwischengrössen ergänzt. Für optimale Schmierverhältnisse des Kugelgelenkes wurde das anfängliche Spiel von 0.2 mm zwischen Pfanne und Kugel im Jahre 1982 auf 1 mm erhöht (d.h. Pfanne/Kugel-Radiusdifferenz 0.5 mm).

Bisher konnte erst eine 1981 implantierte ENDLER Schraubpfanne Model 68 des Patienten L.J. 1938 nach 3 3/4 Jahre Laufdauer auf Verschleisserscheinungen in der Gleitoberfläche untersucht werden. Die Hauptbeanspruchungszone der Polyäthylen-Innenfläche war hochglanzpoliert und wies einen totalen Polyäthylen-verschleiss von nur 0.3 - 0.4 mm Tiefe auf, was einem jährlichen Polyäthylenabtrag von 0.08 - 0.10 mm entspricht. Dieser niedrige Verschleisswert an einer Polyäthylen-Schraubpfanne der ersten Ausführung mit 0.2 mm Spiel zur Kugel wird durch veröffentlichte Messresultate (WEBER 1981, 1984) für den Polyäthylenverschleiss (0.09 mm pro Jahr) an WEBER-STÜHMER Totalhüftprothesen mit Polyäthylenpfannen und 32er BIOLOX Keramikkugeln bestätigt.

Es ist zu erwarten, dass dieses bereits anfangs der 70er Jahre in Winterthur ausgearbeitete Paarungskonzept Polyäthylen/Keramik (SEMLITSCH 1976) für das Kugelgelenk mit 1 mm Spiel ohne kongruente Auflagefläche der Kugel in der Pfanne ein noch günstigeres Langzeitverhalten aufweist.

Hüftgelenkkugeln aus Aluminiumoxidkeramik

Das anfangs der 70er Jahre in Winterthur entwickelte Konus-
steckverfahren für BIOLOX Keramikkugeln vom Durchmesser 32 mm
auf strukturierte Metallkonen von Hüftprothesenschäften wurde
seit dem Jahre 1975 in über 40 000 Fällen (davon über 10 000
ZWEYMÜLLER Femurschäfte aus Titanlegierung) klinisch eingesetzt. Es kam noch nie zu einer Lockerung oder zu einer Be-
schädigung der extrem harten, hochglanzpolierten Keramikkugel. Die extrem kratzwiderstandsfeste und mit Körperflüssig-
keit gut benetzbare Keramikoberfläche trägt wesentlich zum
verminderten Polyäthylenabrieb an der Kunststoffpfanne bei.

ZWEYMÜLLER Femurschäfte aus Titanlegierung

Die ersten Femurschäfte aus der Ti-6Al-4V Schmiedelegierung
PROTASUL[R] 64 WF mit aufgesteckter BIOLOX Keramikkugel wurden
1979 in Wien zementlos implantiert. Die anfänglichen sieben
Modelle unterschiedlicher Grössen wurden im Jahre 1984 durch
sechs weitere Modelle mit Unter-, Zwischen- und Uebergrössen
ergänzt. Alle Modelle besitzen keinen Kragen und weisen nur
im Blattbereich eine mechanische Grobstrukturierung auf. Der
diaphysere Schaftbereich ist durch eine Strahloperation auf
eine mittlere Rauhigkeit von 0.001 mm feinstrukturiert.

Eingehende Formfestigkeitsprüfungen des kleinsten Schaftmo-
dells 8 unter statischer und dynamischer Beanspruchung lassen
ebenso wie für alle übrigen, grösseren Schaftmodelle eine
lange Funktionsdauer der im Körper millionenfach belasteten,
direkt am Knochen verankerten Hüftprothesenschäfte ohne Bruch-
risiko erwarten (SEMLITSCH, PANIC 1983).

Elektronenspektroskopische Untersuchungen (STEINEMANN 1984,
MAEUSLI 1984) zeigen, dass sich auf der Oberfläche von Titanlegierungen im Körpermilieu stets eine Titandioxidschicht
TiO_2 als wirksame Passivierung der Metalloberfläche bildet.
Diese Schicht begünstigt die Chemisorption von Superoxid O_2^-
und Hydroxid OH^-.

Bisher wurde in der Literatur über keinerlei nachteilige Folgen von Implantaten aus der Titanlegierung Ti-6Al-4V auf den
angrenzenden Knochen berichtet, obwohl dieses Material schon
seit den 50er Jahren klinisch verwendet wird. Histologische
Untersuchungen (LINTNER 1984) an einigen Femurpräparaten ver-
storbener Patienten mit mehrjährig implantierten ZWEYMÜLLER
Hüftprothesenschäften aus Ti-6Al-4V zeigten ein ausgezeichne-
tes Anwachsen von Knochengewebe (gut mineralisierter Hydroxyd-
apatit) auf der "bioaktiven" Titanoxidoberfläche der Titanlegierung.

Literatur

ENDLER M.: Theoretisch-experimentelle Grundlagen und erste
klinische Erfahrungen mit einer neuen, zementfreien Polyäthy-
lenschraubpfanne beim Hüftgelenkersatz. Acta Chirurgica
Austriaca, Supplement Nr. 45 (1982), 3-20.

ENDLER M. jun., ENDLER F., PLENK H. jun.: Experimentelle
Aspekte und klinische Früherfahrungen einer zementlosen Hüft-
gelenkpfanne aus UHMW-Polyäthylen. In: Die zementlose Fixation von Hüftendoprothesen. MORSCHER E. Springer Verlag Berlin
Heidelberg New York Tokyo (1983), 196-204.

LINTNER F.: Die knöcherne Reaktion auf zementfrei implantierte
Titaniumschäfte. Göttingen (Nov. 1984).

MAEUSLI P.A., BLOCH P., BURRI C., MOOSMANN A., GERRET V.:
Oberflächenprozesse an Titan und Titanlegierungen. 5. Vortragsreihe DVM-Arbeitskreis Implantate, Berlin (November
1984).

PERNER K., REITH H.G., WILLERT H.G.: Erste Erfahrungen und Ergebnisse der zementfreien Zweymüller-Endler-Hüftendoprothese.
In: Die Koxarthrose. Bauer R., Kerschbaumer F. ML Verlag Uelzen (1984), 212-214.

PFLÜGER G., ZWEYMÜLLER K.: Austauschoperationen gelockerter
Hüftendoprothesen mit zementfreien Implantaten-Operations-
technik und Frühergebnisse. In: Die Koxarthrose. Bauer R.,
Kerschbaumer F. ML Verlag Uelzen (1984), 294-297.

SEMLITSCH M., LEHMANN M., DOERRE E., WILLERT H.G.: Neue Per-
spektiven zu verlängerter Funktionsdauer künstlicher Hüftgelenke durch Werkstoffkombination Polyäthylen-Aluminiumoxid-
keramik-Metall. MOT 96 (1976), 152-160.

SEMLITSCH M.: Metallische Implantatwerkstoffe für zementierte
und zementfreie verankerte Hüftendoprothesen. In: Die zementlose Fixation von Hüftendoprothesen. MORSCHER E. Springer Verlag Berlin Heidelberg New York Tokyo (1983), 58-69.

SEMLITSCH M., PANIC B.: 10 Jahre Erfahrung mit Prüfkriterien
für bruchsichere Verankerungsschäfte von künstlichen Hüftgelenken. Biomedizinische Technik 28, 4 (1983), 66-78.

SEMLITSCH M.: Kombination von Titanlegierung, Oxidkeramik und
Polyäthylen als erprobte Implantatwerkstoffe für ein zement-
freies Hüftprothesen-Baukastensystem. In: Die Koxarthrose.
Bauer R., Kerschbaumer F. ML Verlag Uelzen (1984), 253-255.

STEINEMANN S.G., PERREN S.M.: Titanlegierungen für Implantate-
physikochemische Fragen. 5. Vortragsreihe DVM-Arbeitskreis
Implantate, Berlin (November 1984).

WEBER B.G.: Total hip replacement: rotating versus fixed and
metal versus ceramic heads. In: The Hip, Proceedings of the
ninth scientific meeting of the Hip Society (1981), 264-275.

WEBER B.G., SEMLITSCH M., SIEBER H.P., EGLI A.: Wear of the
components of the trunion bearing total hip and its varietis.
In: Fourth meeting of the European Society of Biomechanics,
Davos (1984), 308.

32

ZWEYMÜLLER K., SEMLITSCH M.: Concept and Material Properties of a Cementless Hip Prosthesis Stem with Al$_2$O$_3$ Ceramic Ball Heads and Wrought Ti-6Al-4V Stems. Arch. Orthop. Traumatic Surg. Nr. 12 (1982), 229-236.

ZWEYMÜLLER K.: Erste klinische Erfahrungen mit einer zement-freien Baukasten-Femurhüftendoprothese mit Ti-6Al-4V Schmie-deschaft und Al$_2$O$_3$ Keramikkugel. In: Die zementlose Fixation von Hüftendoprothesen. MORSCHER E. Springer Verlag Berlin Heidelberg New York Tokyo (1983), 154-159.

ZWEYMÜLLER K.: Konzept und klinische Erfahrungen mit einer zementfreien Baukasten-Femurhüftendoprothese mit Ti-6Al-4V Schmiedeschaft und Al$_2$O$_3$ Keramikkugel. In: Die Koxarthrose. Bauer R., Kerschbaumer F. ML Verlag Uelzen (1984), 203-207.

Anschrift des Verfassers
Dr. Manfred Semlitsch
Abt. Forschung und Entwicklung
Gebrüder Sulzer AG
CH-8401 Winterthur
Schweiz

DIE KNÖCHERNE REAKTION AUF ZEMENTFREI IMPLANTIERTE TITANIUM-SCHÄFTE

Lintner,F., Zweymüller, K., Brand, G.

ZUSAMMENFASSUNG:

Vier zementlos implantierte Hüftendoprothesen einer Ti-6Al-4V-Schmiedelegierung und $Al_2 \cdot O_3$ Keramikkopf werden nach segment-förmiger Aufarbeitung und einer Prothesenliegezeit von drei, vier, fünf und zehn Monaten an unentkalkten Dünnschliffen histo-logisch untersucht.
Im Beobachtungszeitraum kommt es zu einem fortschreitenden Kno-chenanbau mit umfangreicher bindegewebsfreier Knochen-Metall-Bündigkeit, die als ankylosierende Verbindung oder Osseointegra-tion bezeichnet wird.
Diese basiert im wesentlichen auf der Implatationstechnik mit Primärstabilität in der Kortikalis durch Pressfit und der Bionin-ertheit der Titanlegierung, als auch der in stereotyper Weise durchgeführten Osteonbildung kortikaler Osteoblasten.
Glatte Prothesenflächen scheinen das gerichtete Knochenwachstum zu begünstigen, rauhe oder porous coated-Oberflächen des Implan-tates erscheinen weder zur Primärstabilität noch zur ossären Einheilung notwendig.

EINLEITUNG:

Angestrebtes Ziel eines enossalen Implantates zur Funktionswie-derherstellung und sicheren Funktionstüchtigkeit muß die Implan-tationsdauer über einen langen Zeitraum bzw. über die gesamte restliche Lebensperiode eines Implantatträgers sein.

Dies kann nur erreicht werden, wenn das verwendete Material
vom Körper nicht nur akzeptiert sondern auch integriert wird.
Diese Integration ist von einzelnen Metallen, insbesondere dem
Titan im Tierexperiment (3, 6, 8, 12, 13), andererseits auch beim
Menschen vor allem in der oralen und dentalen Implantatologie (1,
2, 5, 15) bekannt, während feingewebliche Untersuchungen über
Hüftimplantate aus Titan beim Menschen auch über eine verhält-
nismäßig kurzen Zeitraum völlig fehlen.
Die Notwendigkeit einer frühen Untersuchung des Hüftimplantates
Ti-6Al-4V ergibt sich aus dem Umstand der zunehmend schlechten
Erfahrung mit herkömmlichen Knochenzementen auf Polymethyl-
methacrylatbasis, welche zu einer Mineralisationsstörung an der
Knochenzement-Knochengrenze (9) und bindegewebigen Einscheidung
führen.

MATERIAL UND METHODIK:

Vier zementlose Hüftimplantate eines Ti-6Al-4V-Schmiedeschaftes
(Fa. Sulzer AG, Winterthur) (19) mit einer Al_2-O_3-Keramikkugel
(Feldmühle AG, Plochingen) werden nach segmentförmiger Aufarbeitung und Methacrylateinbettung an Dünnschliffen histologisch
untersucht.
Alle Patienten waren weiblichen Geschlechtes, das Alter 54, 70
und 74 Jahre, die Prothesenliegezeit betrug drei, vier, fünf und
zehn Monate. Die Prothesenschäfte waren fest verankert, die
Patientinnen bis zu ihrem Tode voll gehfähig.

HISTOLOGISCHE UNTERSUCHUNG:

In allen Segmenten ist nachzuweisen, daß die Knochenneubildung
von der Kortikalis ihren Ausgang nimmt, wenn das Prothesenmetall

mit derselben in Berührung kommt oder sich derselben nähert. Der
knochenaufbauende Prozeß verläuft kontinuierlich vom untersuchten
Zeitraum des dritten bis zehnten Monats.

Entsprechend den alten Osteonen, welche im Zuge der Einpassung
der Prothese durch das schneidende Raspelinstrument in verschie-
denem Ausmaß verkleinert wurden, erfolgt in stereotyper Weise der
Aufbau neuer Osteone, welche als auswachsende fußförmige Fort-
sätze in Form von "Elephantenfüssen" die Metalloberfläche erreichen (Bild1).

Das von den Osteoblasten gebildete Osteoid "fließt auf die Metalloberfläche auf" und beginnt granulär zu verkalken (Bild 2).
Da durch den zu geringen Abstand zum Prothesenmetall durch die
paßgenaue Raspelung oftmals keine vollständigen Osteone gebildet
werden können, erfolgt nun als Versuch einer Osteonneubildung das
Längenwachstum entlang der Prothesenoberfläche (Bild 2), sodaß
dadurch eine zusammenhängende Knochenlamelle mit völligem Metall-
Knochen-Kontakt entsteht (Bild 3), wobei sich auch in unmittelbarer Nachbarschaft zum Metall vitale Osteozyten finden.

Nach zehn Monaten reicht die Knochenneubildung als geschlossene
Knochenlamelle jeweils bis zu mindest einem Drittel der Längs-
seite der Prothesenquerschnitte.

In den Profilierungsbuchten des Prothesenstiels findet sich
locker gefügtes Bindegewebe, wobei von den Ecken und Kantenaufla-
gen des Prothesenstiels an der Kortikalis lamellärer Knochen
arkadenförmig in Richtung auf das Metall einwächst, demselben
allerdings nur am Beginn folgt, dann nach auswärts abweicht und
in eine leicht bogenförmige Linie übergeht (Bild 4),
Nekrosen, Fremdkörperriesenzellverbände, Bindegewebsmembranabil-
dungen sind ebensowenig nachweisbar, wie eine Knorpelbildung,
entzündliche Veränderungen oder ein erhöhter osteoklastärer Ab-
bau.

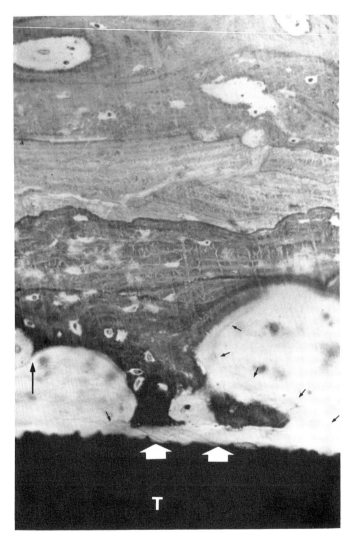

Bild 1: Zehn Monate nach Prothesenimplantation.
Lamellärer Knochen in Form eines "Elephantenfusses"
(dicke kurze Pfeile) mit breitem Osteoidsaum (kleine
Pfeile) und unmittelbarem Metallkontakt (M).
Kleiner "Fuß" als Ausdruck der beginnenden Osteonbildung
(langer Pfeil).
Dünnschliff, unentkalkt, 10 μ, Toluidinblau, x 400.

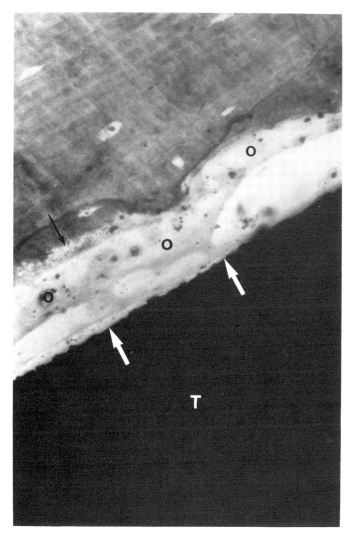

Bild 2: Fünf Monate nach Prothesenimplantation.
Auf das Metall (T) "auffließendes" Osteoid (O)(große
weiße Pfeile) mit granulärer Verkalkung (dünner schwarzer
Pfeil).
Dünnschliff, unentkalkt, 10 μ, Toluidinblau, x 400.

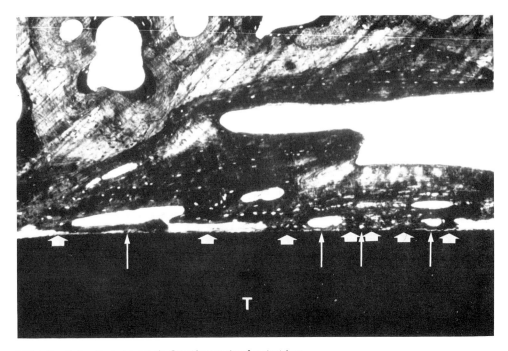

Bild 3: Zehn Monate nach Prothesenimplantation.
Schmalseite eines Titan-Metallschaftes (T);fußförmige,
mineralisierte, lamelläre Knochenfortsätze mit bündigem
Metallkontakt (kleine Pfeile).
Zwischen den "Fußfortsätzen" Bildung von lamellären Kno-
chenbrücken entlang der Metalloberfläche (lange Pfeile).
Dünnschliff, unentkalkt, 10 μ, Kossa, x 16.

DISKUSSION:

Die hervorragende Verträglichkeit von Titan im Sinne der Biokompatibilität geht auf die Untersuchungen von Bothe et al. 1940 (4)
zurück, welcher feststellen konnte, daß der Knochen eine Tendenz
zeigt mit Titan in Kontakt zu treten.

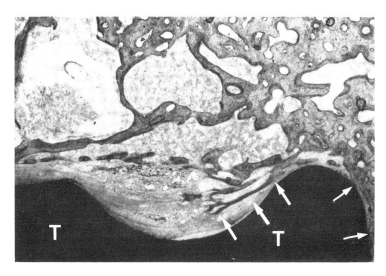

Bild 4: Drei Monate nach Prothesenimplantation.
Kanten-Schmal- und Längsseitenbereich des Metallschaftes
(T) mit Profilierungsrinne.
Einwachsen von lamellären Knochen in die Profilbucht
(Pfeile). Bündiger Metall-Knochenkontakt an der Schmal-
seite (dünne Pfeile).
Dünnschliff, unentkalkt, 10 μ, Goldner, x 16.

Diese Eigenschaften wurden vor allem im Bereich der oralen und
dentalen Implantologie genutzt (1, 2, 4,15), wobei sich ausge-
zeichnete Langzeiterfolge ergaben.
Die Haftfähigkeit zwischen Titan und Gewebe wird einerseits durch
starke molekulare Kräfte (2), andererseits durch Van der
Waals'sche Kräfte erklärt (6).
Interessant erscheint dabei, daß im Tierexperiment bei Abzugver-
suchen eine merkliche Haftung erst für eine Implantatdauer über
95 Tage festzustellen ist, wobei sich Unterschiede zwischen ko-
rundgestrahlter Titanoberfläche und Titanplasma-beschichteter
Oberfläche ergeben (6).
Fest steht, daß der Abstand zwischen Knochen und Metall immer

kleiner als 1 μm ist (6, 8), wobei lediglich Grundsubstanz als
Zwischenschichte aufscheint und als "Klebstoff" fungiert, wobei
die Proteoglykane der Grundsubstanz die chemische Bindung mit den
an der Titanoberfläche gebildeten Oxyden vermitteln (2).

Die Tatsache, daß Titan am Knochen festhaftet, wird als ankylosierende Verbindung (15) oder als Osseointegration bezeichnet (2,
5).

Das Einwachsen des Implantates wird als sog. Spaltheilung gedeutet, wobei dadurch die formschlüssige Stabilisierung erfolgt und
in einem weiteren Schritt durch nachfolgenden Knochenumbau die
kraftschlüssige Stabilisierung eintritt (16).

Diese Art der Knochen-Implantat-Verbindung wird als günstigste
biomechanische Verbindung angesehen (13,16).

Unsere Untersuchungen zeigen lichtmikroskopisch gleiche Gewebe-
reaktionen bei der Titanlegierung wie sie bei reinem Titan,
korundgestrahltem Titan und bei Titanbeschichtung gesehen werden
und decken sich mit den guten klinischen Ergebnissen (18).

Voraussetzung für die primäre Einheilung ist jedoch die Primärstabilität und mechanische Ruhe (7, 10, 11, 14, 15), die durch
die primäre Stabilisierung des Prothesenstiels in der Kortikalis
durch Pressfit gegeben ist. Erst die primäre Stabilisierung ermöglicht in Verbindung mit der Reaktionsträgheit (6) bzw. Bio-
inertheit des Titan bzw. der Titanlegierung die sog. Osseointegration und Kortikalisierung des Schaftes.

Glatte, nicht profilierte Flächen des Prothesenstieles scheinen
das gerichtete Knochenwachstum zu fördern, eine rauhe oder porous
coated-Oberfläche erscheint uns in Übereinstimmung mit Swanson
und Freeman (17) sowie Linder et al. (8) zur Osseointegration
nicht notwendig.

Der nach zehn Monaten nachweisbare fortschreitende Knochenanbau
bzw. das fortschreitende Knochenwachstum entlang der Prothesenoberfläche läßt somit annehmen, daß es zu einem festen ring-
förmigen kompletten Knochenumschluß mit völligem Knochen-Metall-
Kontakt kommt.

LITERATURVERZEICHNIS:

1. ALKREKTSSON, T; BRANEMARK, P.J.; HANSSON, H.A.; and
   LINDSTRÖM, J.: Osseointegrated titanium implants. Acta
   orthop. scand. 52, 155-170, 1981.

2. ALBREKTSSON, T.; BRANEMARK, P.J.; HANSSON, H.A.; KASEMO, B.;
   LARSSON, K.; LUNDSTRÖM, I.; Mc.QUEEN, D.H.; and SKALAK, R.;
   The Interface Zone of Interorganic Implants in vivo: Titanium
   Implants in Bone. Ann. of Biomed. Eng. 11, 1-27, 1983.

3. ALBREKTSSON, T.: Osseus Penetration Rate into Implants Pre-
   treated with Bone Cement. Arch. Orthop. Traumasurg. 102, 141-
   147, 1984.

4. BOTHE, R.T.; BEATON, K.E.; and DAVENPORT, H.A.: Reaction of
   bone to multiple metallic implants. Surg.Gynecol. Obstet.
   71, 598-602, 1940.

5. BRANEMARK, P.J.; HANSSON, B.O.; ADELL, R.; BREINE, U.;
   LINDSTRÖM, J.; HALLEN, O.; and ÖHMAN, A.: Osseointegrated
   implants in the treatment of the edentulous jaw. Scand. J.
   Plast. Reconstr. Surg. 11, Suppl. 16, 1977.

6. EULENBURGER, J.; KELLER, F.; SCHRÖDER, A.; und STEINEMANN,
   S.G.: Haftung zwischen Knochen und Titan. 4. Vortragsreihe
   DVM-Arbeitskreis "Implantate", Universität Erlangen-Nürnberg,
   5.11.1983, erscheint im Tagungsbericht.

7. KROMPECHNER, St.: Die Knochenbildung. G. Fischer-Verlag, Jena,
   1937,

8. LINDER, L.; ALBREKTSSON, T.; BRANEMARK, P.J.; HANSSON, H.A.;
    VARSSON, B.; JÖNSSON, U.; and LUNDSTRÖM, I.: Electron
    Microscopic Analysis of Bone-Titanium Interface. Acta orthop.
    scand. 54, 45-52, 1983.

9. LINTNER, F.: Die Ossifikationsstörung an der Knochenzement-
    Knochengrenze. Acta Chir.Austr. Suppl. 48, 1983.

10. PAUWELS, F.: Eine neue Theorie über den Einfluß mechanischer
    Reize auf die Differenzierung der Stützgewebe. Z. Anat.
    Entwickl. Gesch. 121, 478, 1960.

11. PERREN, S.M.; GANZ, R.; und RUETER, A.: Oberflächliche Kno-
    chenresorption um Implantate. Med. Orthop. Tech. 75, 6, 1975.

12. ROBERTS, W.E.; SMITH, R.K., ZILBERMAN, Y.; MOZSARY, P.G.; and
    SMITH, R.S.: Osseous adaptation to continous loading of rigid
    endosseous implants. Am. J. Orthop. 86, 95-111, 1984.

13. SCHENK, R.K:; und HERRMANN; W.: Histologische Untersuchungen
    über die Einheilung zementfrei eingebrachter Implantate. In:
    Die zementlose Fixation von Hüftendoprothesen. Herausgeber:
    E. Morscher, Springer-Verlag, Berlin-Heidelberg, 1983.

14. SCHNEIDER, R.: Die Totalendoprothese der Hüfte. Verlag Hans-Hu-
    ber, Bern-Stuttgart-Wien, 1982.

15. SCHRÖDER, A.; POHLER, O.; und SUTTER, F.: Gewebereaktion auf
    ein Titan-Hohlzylinderimplantat mit Titan-Spritzschichtober-
    fläche. Schweiz. Mschr. Zahnheilk. 86, 713-727, 1976.

16. STEINZMANN, S.G.; und STRAUMANN, F.: Ankylotische Verankerung
    von Implantaten. Schweiz. Mschr. Zahnmed.. 94, 682, 1984.

17. SWANSON, A.B.; and FREEMAN, M.A:R.: The tissue response to total joint replacement prostheses. In: The scientific basis of joint replacement. Pitman Medical, Tunbridge Wells, England, 1977.

18. ZWEYMÜLLER, K.: Erste klinische Erfahrungen mit einer zement-freien Baukastenfemurhüftendoprothese mit Ti-6Al-4V-Schmiede-schaft und Al_2O_3-Keramikkugel. In: Die zementlose Fixation von Hüftendoprothesen. Herausgeber: E. Morscher, Springer-Verlag, Berlin-Heidelberg, 1983.

19. ZWEYMÜLLER, K.; and SEMLITSCH, M. : Concept and material pro-perties of a cementless hip prosthesis system with Al_2O_3 ceramic ball heads and wrought Ti-6Al-4V stems. Arch. Orthop. Traumatol. Surg. 100, 229-236, 1982.

Doz. Dr. Felix Lintner
Institut für Pathologische Anatomie
der Universität Wien
Spitalgasse 4
A-1090 Wien

Klinische Erfahrungen mit dem System ZWEYMÜLLER-ENDLER: Analyse der Folgebeschwerden

M. Menge

Einleitung: Nach guten Erfahrungen mit zementfreien Hüftpfannenprothesen seit 1978 und nach problemloser Implantation sowie unauffälligen Frühergebnissen mit der ENDLER-Pfanne seit 1981 (1) begannen wir in der Orthop. Fachklinik Kaiserswerth im Mai 1982 mit der vollständig zementfreien Hüftprothesenversorgung mit dem System ZWEYMÜLLER-ENDLER (Tab. 1 u. 2). Insgesamt wurden bis Ende 1984 179 ENDLER-Pfannen und 124 ZWEYMÜLLER-Schäfte implantiert.

Implantierte Modelle zementfreier Hüftendoprothesen:		
Pfannen:	Friedrichsfeld (Keramik)	203
	Endler (Polyäthylen)	179
	MEC-Ringe (Titan)	14
Schäfte:	Zweymüller (Titan-Gradschaft)	124
	BMO-Stufenschaft (Titan)	56

Tab. 1: Übersicht über die verwendeten zementfreien Systeme seit 1978

Jahr	Zementiert		Zementfrei		Gesamt
	Pfanne	Schaft	Pfanne	Schaft	
1978	182	185	3	-	185
1979	194	202	8	-	202
1980	174	204	30	-	204
1981	168	217	49	-	217
1982	155	209	120	66	275
1983	131	154	119	96	250
1984	220	269	67	18	287

Tab. 2: Häufigkeit zementierter und zementfreier Hüftprothesenimplantationen 1978 - 1984. Mit Zunahme der Beobachtung postoperativer Beschwerdesyndrome ging die Zahl zementfreier Implantationen deutlich zurück.

Postoperatives Beschwerdebild nach Implantation einer zementfreien Hüftprothese:
1. Starker, gelegentlich länger anhaltender Anlaufschmerz nach längerem Sitzen
2. Belastungsabhängige "ziehende" Schmerzen im ventralen Oberschenkel, in der Leiste, am Sitzbein
3. Anhaltende Insuffizienz der Abduktoren mit Insuffizienzhinken (Duchenne)

Tab. 3: Postoperative Beschwerdetrias nach Implantation einer zementfreien Femurprothese nach ZWEYMÜLLER

Im Rahmen der Nachuntersuchungen fanden wir gehäuft Klagen über ein spezifisches Folgesyndrom (Tab. 3), das übrigens auch bei anderen zementfreien Schäften nicht selten zu verzeichnen war: Die Patienten beklagten sich über Anlaufschmerzen, insbesondere nach längerem Sitzen, über ziehende Belastungsschmerzen im vorderen Oberschenkel, seltener in der Leiste oder in der Trochanterregion und über ein unschönes, hinkendes Gangbild, das vor allem aus dem Umfeld der Patienten bemängelt wurde (2-4).

An dieser Stelle soll auf die Häufigkeit dieses postoperativen Beschwerdebildes nach Implantation der zementfreien ZWEYMÜLLER-ENDLER-Prothese eingegangen und eine Deutung des Phänomens versucht werden.

Methode: Da sich bis heute spezielle Differenzen in der Folge zementfreier Hüftpfannenverankerungen noch nicht ergeben haben, dagegen die genannte Symptomentrias Anlaufschmerz - ziehende Belastungsschmerzen im vorderen Oberschenkel und Insuffizienzhinken verstärkt nach Implantation zementfreier Schäfte zu beobachten ist, haben wir eine Nachuntersuchung der ersten 100 konsekutiven ZWEYMÜLLER-Schaftprothesen durchgeführt. Der Nachbeobachtungs-

Alters- und Geschlechtsverteilung			
Altersgruppe	m	w	ges.
unter 30	2	0	2
30 - 39	0	0	0
40 - 49	0	6	6
50 - 59	11	11	22
60 - 69	20	33	53
über 69	8	9	17
Gesamt	41	59	100
Durchschnittsalter: 61,8 Jahre			

Tab. 4: Alter und Geschlecht der
zementfrei versorgten Pat.

Praeoperative Diagnosen		
1. Primäre Coxarthrosen		64
2. Sekundäre Coxarthrosen		
Dysplasiecoxarthrosen	16	
Zustand nach Kopfnekrose	12	
Zustand nach Epiphyseolyse	2	
Coxarthrose bei cP	2	
" bei M. Bechterew	1	
Posttraumat. Coxarthrose	1	
Zustand nach Tbc-Coxitis	1	35
3. Als Wechseloperation		1
Insgesamt		100

Tab. 5: Indikationen zur Implantation der zementfreien ZWEYMÜLLER-Schäfte

zeitraum erstreckte sich über 16 bis 31 Monate postoperativ.
Alters- und Geschlechtsverteilung der operierten Patienten gehen aus den
Tabellen 4 und 5 hervor.
Eine irgendwie geartete "Auslese" bzw. ein "Ausschluß bestimmter Fälle"
fand nicht statt, so daß die im Folgenden genannten Prozentsätze sich auf
die auswertbaren Nachuntersuchungen bzw. Fragebögen der ersten 100 konsekutiven Fälle beziehen. So waren von den ausgesandten Fragebögen nur 67
entsprechend den Kriterien nach M. d'Aubigné auswertbar, in vier Fällen
mußte wegen der angesprochenen Probleme bereits ein Wechsel erfolgen, so
daß sich die folgenden Zahlen auf insgesamt 71 ZWEYMÜLLER-Schäfte beziehen (Tab. 6).

Rücklauf der Fragebögen (n = 100)	%
Auswertbare Antworten	67
Nicht auswertbare Antworten	2
Bereits gewechselt (incl. sept.)	6
Zwischenzeitlich verstorben	5
"Adressat unbekannt"	9
Keine Antwort	11
Gesamt	100

Tab. 6: Rücklauf der Fragebögen: Es ist zu
vermuten, daß zumindest ein großer
Anteil der nicht mehr postalisch
erreichbaren Adressaten zwischenzeitlich verstorben ist.

"Sind Sie, insgesamt gesehen, mit dem Operationsergebnis zufrieden?":		
Ja, völlig zufrieden	43	≙ 60,6%
Im großen ganzen ja, aber ich habe noch Beschwerden	21	≙ 29,6%
Nein, sehr unzufrieden	3	≙ 4,2%
Wechsel wegen asept. Lockerung	4	≙ 5,6%
Gesamt	71	≙100,0%

Tab. 7: Subjektive Zufriedenheit nach
Implantation einer ZWEYMÜLLER-
Schaftprothese

Ergebnisse: Tabelle 7 zeigt die subjektive Einstellung der befragten Patienten zu ihrer Hüftprothese: 60,6% waren völlig zufrieden, weitere 29,6%
gaben "Zufriedenheit im großen Ganzen" an, hatten aber noch Probleme mit
der operierten Hüfte. 4,2% gaben ihrem Unmut über den nicht ausreichenden
Operationserfolg Ausdruck und bei 5,6% mußte wegen aseptischer Lockerung
der Prothese bereits ein Wechsel durchgeführt werden.
In den Fragebögen wurde detailliert nach den noch bestehenden Schmerzen
im operierten Hüftgelenk und nach der Gehfähigkeit mit vorformulierten
Antwortmöglichkeiten gefragt, so daß eine patientenbezogene Graduierung
der Ergebnisse entsprechend der bewährten Skala von M. d'Aubigné und
M. Postel (1954) in der vereinfachten Klasseneinteilung nach GRISS et al.
(1982) durchgeführt werden konnte. Tabelle 8 zeigt die Art und die Gele-

Schmerzen	Punkte	n	%
Keine	6	36	50,7
Leichte gelegentliche Schmerzen, die Aktivität nicht limitierend	5	13	18,3
Belastungsschmerzen, aber keine in Ruhe	4	6	8,5
Stärkere, aber erträgliche Schmerzen, Aktivität beeinträchtigt	3	12	16,9
Starke Schmerzen oder Reoperation bereits erfolgt	2-1	4	5,6
Gesamt		71	100,0

Tab. 8: Schmerzen im operierten Gelenk 16 bis 31 Monate
nach der Implantation eines zementfreien ZWEY-
MÜLLER-Schaftes (Kriterien nach M. d'Aubigné u.
M. Postel (1954))

Gehfähigkeit	Punkte	n	%
Normal	6	25	35,2
Kein Stock, aber leichtes Hinken	5	10	14,1
Lange Strecken mit, kurze ohne Stock, Hinken	4	20	28,2
Mit 1 Stock kürzer als 1 Stunde, oder sehr begrenzt ohne Gehhilfe	3	10	14,1
Nur mit 2 Gehstöcken	2	1	1,4
Nur mit 2 Unterarmgehstützen	1	1	1,4
Reoperation bereits erfolgt		4	5,6
Gesamt		71	100,0

Tab. 9: Gehfähigkeit 16 bis 31 Monate nach Implantation
eines zementfreien ZWEYMÜLLER-Schaftes (Kriterien
nach M. d'Aubigné und M. Postel (1954))

Ergebnis*	Zweymüller-Schaft	Zementierter Schaft[+]
"Sehr gut"	58,6 %	65,4 %
"Gut"	22,9 %	28,7 %
"Schlecht"	18,5 %	5,3 %

*Wertung nach M.R. d'Aubigné und M. Postel (1954)

[+]Nach P. Griss et al.: Findings on total hip replacement for ten years (1982).
Tabelle 6, Werte für 1977

Tab. 10: Vergleich zementfreier und zementierter Hüftendoprothesen ca. 2 Jahre nach der Implantation

legenheit des Auftretens der noch geklagten Schmerzen: Während 50,7% völlig schmerzfrei waren und 18,3% nur über leichte, gelegentliche Schmerzen berichteten, klagten 25,4% über stärkere, die Aktivität beeinträchtigende Schmerzen. Der Schmerzcharakter wurde wie oben angegeben geschildert: ziehende, belastungsabhängige Schmerzen im Oberschenkel, meist ventral, gelegentlich auch in der Trochanterregion oder am Sitzbein.
Auch die postoperative Gehfähigkeit blieb teilweise unbefriedigend (Tab. 9). Nur 35,2% der Patienten gaben im Fragebogen ein unauffälliges Gangbild an, die Mehrheit klagte über ein Hinken, daß sich auch durch intensive Krankengymnastik nicht bessern ließ. Fast die Hälfte der mit einem ZWEYMÜLLER-Schaft versorgten Patienten ware aufgrund der Instabilität der Hüfte postoperativ zumindest zeit- oder streckenweise auf eine Gehhilfe angewiesen. Bei den Nachuntersuchungen fiel die persistierende Schwäche der Abduktoren auf, das Gangbild ohne Stock imponierte als DUCHENNEsches Hinken: während der Belastungsphase mußte der Oberkörper über das operierte Bein verlagert werden.

Nach Addition der Punktwerte für Schmerz und Gehfähigkeit konnte das Gesamtergebnis mit dem nach zementierter Hüftendoprothetik entsprechend der Sammelstudie nach GRISS und Mitarbeitern verglichen werden (Tab. 10): 58,6% der zementfrei versorgten Patienten erzielten mit einem Gesamtpunktewert zwischen 10 und 12 Punkten die Note "sehr gut", 22,9% mit

7 - 9 Punkten die Note "gut" und 18,5% mußten als nicht ausreichend ge-
lungene Versorgungen gerechnet werden. Damit liegt das Operationsergebnis
nach zementfreier ZWEYMÜLLER-Hüftendoprothetik unter den Ergebnissen nach
zementierter Hüftalloarthroplastik.

Analyse: Abbildung 1 zeigt den Röntgenbefund einer 64-jährigen Patientin
vier Wochen und 18 Monate nach der Operation: Man erkennt deutlich die
Reaktion des diaphysären Femur auf die zentrale Druckbeanspruchung: der
unphysiologische Sprengdruck wird durch die Hypertrophie des diaphysären
Knochens im Bereich des Preßsitzes offensichtlich gut aufgefangen.

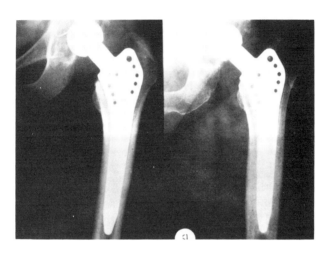

Abb. 1: Implantierter ZWEYMOLLER-Schaft 4 Wochen und zwei Jahre
nach der Operation: Zu beachten ist die Hypertrophie der
diaphysären Corticalis sowie die proximale prothesenferne
Saumbildung auf der rechten Aufnahme.

Im proximalen Schaftbereich zeigt sich jedoch ein prothesenferner Rand-
saum, der auch schon von anderen Autoren beschrieben wurde. ZWEYMÜLLER
selbst deutet den Saum als Abheilungsvorgang der metaphysären Spongiosa
(1983).
Wegen starker Belastungsschmerzen und wegen schlechten Gehvermögens mußte
diese Prothese gewechselt werden. Bei der Reoperation zeigte sich im proximalen Schaftbereich ein geringes "Pumpen", vor allem in antero-posteri-
orer Richtung. Trotzdem ließ sich der Schaft nur relativ schwer heraus-
schlagen. Im Bereich des distalen Preßsitzes fand sich eine starke Verhaf-
tung zwischen Prothese und Knochen, während proximal ein deutlicher Binde-
gewebssaum bestand und die Durchbrechungen des Prothesenschaftes nur mit
Bindegewebe ausgefüllt waren.
Abbildung 2 zeigt die starke, bindegewebsfreie Anhaftung des Knochens an
die Titan-Oberfläche: auch nach mechanischer Grobreinigung ließ sich der
Knochen nur sehr schwer vom Prothesenschaft abkratzen. In zwei weiteren
Fällen fanden sich identische Befunde mit starker, bindegewebsfreier knöcherner Haftung im distalen Schaftbereich und Ummantelung des proximalen
Schaftes mit vaskularisiertem reizlosen Bindegewebe. Im Fall der vierten
aseptischen Lockerung wurde bei der Schaftentfernung kein Knochen mither-
ausgeschlagen, möglicherweise hat in diesem Fall der damals noch vorhandene Prothesenkragen am Resektionsrand des Femurhalses aufgesessen und

dadurch den primären oder sekundären Preßsitz (sekundär durch Nachsinken)
verhindert(Calcar-Pivot-Instabilität).

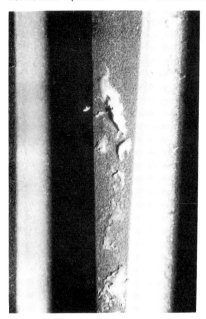

Abb. 2: Lupenaufnahme des distalen Schaftendes
der gewechselten ZWEYMÜLLER-Prothese
aus Abb. 1: Unter der schrägen Beleuch-
tung ist der mechanisch noch fest an-
haftende Knochen noch deutlich zu erkennen.

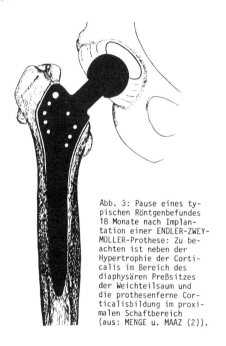

Abb. 3: Pause eines ty-
pischen Röntgenbefundes
18 Monate nach Implan-
tation einer ENDLER-ZWEY-
MÜLLER-Prothese: Zu be-
achten ist neben der
Hypertrophie der Corti-
calis im Bereich des
diaphysären Preßsitzes
der Weichteilsaum und
die prothesenferne Cor-
ticalisbildung im proxi-
malen Schaftbereich
(aus: MENGE u. MAAZ (2)).

Die Deutund der postoperativen Beschwerden muß von der schon lange bekannten Problematik der unterschiedlichen Elastizitäten von Implantatwerkstoffen (Kunststoff, Zement, vd. Metalle) und vom Implantatlager mit in
sich uneinheitlichen Werten ausgehen. Ist das Implantat nicht "isoelas-
tisch", so muß zur Vermeidung von Scherspannungen und gegenseitigen Ver-
schiebungen auch das knöcherne Prothesenlager in seiner physiologischen
und regional unterschiedlichen Verformbarkeit gehindert und an die Elastizität des Implantates angeglichen werden. Dies ist jedoch nur durch
eine feste Verbindung bei weitgehender Aussteifung des Femur durch eine
formschlüssige Prothese denkbar. Da eine exakte Übereinstimmung zwischen
der Geometrie des Femurschaftes und der des Prothesenstiels bei der Va-
riabilität des Femur bis heute noch nicht routinemäßiß erreichbar ist,
kann ein genügend langstreckiger Preßsitz als verläßlicher Garant für einen innigen Kontakt zwischen Prothese und Prothesenlager nur in einem noch
ungenügend großen Teil der Fälle erfolgen. Dies gilt insbesondere dann,
wenn im proximal weiten metaphysären Femurmarkraum nur eine sehr flache
Prothese einsitzt, die sich bei der physiologischen Verformung durch innere und äußere Kräfte nur in einem spongiösen, mechanisch nicht ausreichend stabilen Knochenlager abstützt,
Damit ist analog zur instabilen Osteosynthese Raum für Mikrobewegungen gegeben. Das postoperative Schmerzsyndrom kann somit als partielle (!)
Lockerung bzw. als pseudarthrotisches Syndrom im proximalen Teil des Implantatlagers gedeutet werden (nicht das Implantat ist locker, sondern
das proximale Femur wird um die Prothese bewegt).

Der Schmerz könnte damit als intramedulläres Impingement-Syndrom im bindegwebigen Teil des Implantatlagers (Abb. 3) gedeutet werden. Die muskuläre Insuffizienz wäre als schmerzbedingte spinale Hemmung der zum Gelenk zugehörigen Muskulatur zu erklären (analog zur Quadrizepsatrophie bei Kniegelenkserkrankungen).

Aus dem Bereich der zementierten Hüftendoprothetik ist die Problematik bereits lange bekannt (8,9). Bei der Lockerung zementierter Prothesenstiele werden verschiedene Lockerungstypen unterschieden, die sich durch unterschiedliche Zonen mit Mikrobewegungen und sog. NULLDURCHGANG auszeichnen. Bei ungenügend langstreckigem Preßsitz der ZWEYMÜLLER-Prothese wie in den Abb. 1 und 3 wäre der Lockerungstyp IV nach GRUEN et al. (9) ("bending cantilever") anzunehmen. In dem Fall mit dem vermuteten Kragenaufsitz wie auch in Fällen unserer ungünstigen Ergebnisse nach Implatation des BMO-Stufenschaftes wäre dagegen Pnedeln um einen "Calcar Pivot" entsprechend dem Lockerungstyp II nach GRUEN et al. zu unterstellen.

Aggressive Granulombildungen oder Fremdkörperreaktionen haben wir bei den gewechselten Prothesen nicht nachweisen können. Die deletären Lockerungsfolgen, die nach dem Scheitern zementierter Endoprothetik leider so häufig zu sehen sind, werden daher wohl auch in Zukunft nicht zu erwarten sein. Dagegen wurde häufig eine Knochenneubildung um den Prothesenkragen bzw. den oberen Schaftabschluß beobachtet, die nicht mit den oft auftretenden paraartikulären Verknöcherungen zu verwechseln ist. Möglicherweise kann diese periprothetische Knochenneubildung als Entstehung einer "Totenlade" um einen inerten Sequester gedeutet werden. Dieser osteoblastische Effekt des zementfreien Titanschaftes könnte bei Knochendefekten nach gescheiterter zementierter Endoprothetik genutzt werden.

Eine Verbesserung des Operationsergebnisses nach zementfreier Schaftprothese sollte durch eine weitere Modifikation des ZWEYMÜLLER-Schaftes versucht werden: Der proximale Durchmesser des Schaftes muß dem natürlichen Femurformen näher angeglichen werden, um den bewährten Preßsitz über eine ausreichend lange Strecke zu gewährleisten. Dazu gehört neben der Erhöhung des proximalen a.-p.-Querschnitts auch die Schaffung einer Rechts-Links-Modifikation. Dagegen sind weitere Vergrößerungen der Oberfläche, wie aus den bisherigen Ergebnissen hervorgeht (Abb. 2), nicht notwendig. In mechanisch ruhigen Zonen reichen die sandgestrahlten Oberflächen der inerten Ti-6 Al-4V-Legierung für eine Fixation völlig aus.

Anschrift des Verfassers:
Priv.-Doz. Dr. med. Michael Menge
Chefarzt der Orthopädischen Klinik
St. Marienkrankenhaus
Salzburger Str. 15
D 6700 Ludwigshafen/Rh.

50

Literatur:

1. KAISER, K. P.: Frühergebnisse der zementfreien Hüftpfannenprothese
      nach ENDLER.
      Inaug.-Diss., Bonn, 1985
2. MENGE, M., B. MAAZ, B. LISIAK: Komplikationen nach Implantation des
      zementfreien Titanschaftes nach ZWEYMÜLLER.
      Z. Orthop., im Druck
3. MENGE, M., B. MAAZ: Total Hip Replacement Without Bone Cement - Ad-
      vantage or Deceitful Expectation?
      Vortrag SICOT London, 1984
4. MAAZ, B., M. MENGE, M. MAAZ: Komplikationen nach Implantation des
      zementfreien BMO-Stufenschaftes (Frialit-System).
      Z. Orthop., im Druck
5. D'AUBIGNE, M., R. POSTEL: Functional Results of Hip Arthroplasty
      with Acrylic Prosthesis.
      J.B.J.S. 36 A, 451 - 475, 1954
6. GRISS, P., et al.: Findings on Total Hip Replacement for Ten Years.
      H. Huber-Verlag, Bern, 1977
7. ZWEYMÜLLER, K.: Erste klinische Erfahrungen mit einer zementfreien
      Baukastenfemurhüftendoprothese mit Ti-6Al-4V-Schmiedeschaft
      und Al_2O_3-Keramikkugel.
      In: E. MORSCHER(Hrsg.): Die zementlose Fixation von Hüftendo-
      prothesen. Springer-Verlag Heidelberg, 1983, 154 - 159
8. SCHNEIDER, R.: Die Totalprothese der Hüfte. Ein biomechanisches Kon-
      zept und seine Konsequenzen.
      H. Huber-Verlag, Bern, Stuttgart, Wien, 1982
9. GRUEN, T. A., G. M. MC NEICE, H. C. AMSTUTZ: Modes of Failure of
      Cemented Stem-type Femoral Components.
      Clin. Orthop. 141, 17 - 27, 1979

Aus der Orthopädischen Universitäts-Klinik Düsseldorf
(Direktor: Prof. Dr. K.-P. Schulitz)

Erste Ergebnisse mit der Zweymüller-Endler-Prothese

W. Winkelmann, K.-P. Schulitz, M. Linssen

Es wird über 36 Patienten, die mit der Zweymüller-Endler-
Prothese versorgt wurden, berichtet. Die Verlaufskontrolle
betrug mindestens 2 Jahre. Bei 32 Patienten wurde die
Prothese auf einer Seite, bei 4 Patienten auf beiden
Seiten implantiert, also insgesamt konnte das Ergebnis
von 40 Hüftgelenken ausgewertet werden. 32x handelte
es sich um eine Erstimplantation und 8x um einen Prothesenwechsel. In jedem Fall wurde sowohl die Pfanne
als auch der Stiel zementfrei implantiert.
Die Abb. 1 zeigt die Indikation zur Operation, es über-
wiegte die idiophatische Coxarthrose gefolgt von der
Dysplasie-Coxarthrose.
20x handelte es sich um weibliche und 16x um männliche
Patienten.
Die Altersverteilung zeigte das vornehmliche Betroffen-
sein des höheren Lebensalters, 4 Patienten waren unter
50 und 3 Patienten unter 40 Jahren.
Wir haben von Anfang an auch die alten Patienten mit
einer Zweymüller-Endler-Prothese versorgt.
In der Regel lassen wir bei primär festem Sitz von Pfanne
und Stiel sofort postoperativ voll belasten; es kann
jedoch vorkommen, daß sich die Pfanne primär nicht absolut
fest einschrauben läßt, dann erfolgt eine 6-wöchige Entlastung, übergehend in eine Teilbelastung und nach 3
Monaten volle Belastung. •
Bei der klinischen Nachuntersuchung berücksichtigten wir
die Angaben bzgl. Schmerzen, Gehleistung, Gesamtbeurteilung
des Operationsergebnisses durch den Patienten selbst und
führten eine genaue Beweglichkeitsprüfung des Hüftgelenkes
durch.
Die einzelnen Parameter waren in einer 10-Punkt-Skala unterteilt, d.h. maximal konnten also jeweils als bestes Ergebnis
10 Punkte erreicht werden.
Im Gesamtergebnis werteten wir 40 bis 32 Punkte als sehr gut
31 bis 24 Punkte als gut, 23 bis 16 Punkte als mäßig und
unter 16 Punkte als schlecht
Nach diesem klinischen Bewertungsschema war das Ergebnis
30x sehr gut, 7x gut und 3x mäßig.

Bei der röntgenologischen Auswertung beurteilten wir die
Stellung von Schaft und Pfanne im Vergleich zur unmittel-
bar postoperativ angefertigten Röntgenaufnahme, Veränder-
ungen der Saumweite zwischen Schaft und Corticalis,
Strukturveränderungen des metaphysären bzw. diaphysären
Knochens im Schaftbereich und im Pfannenlager, die
Stellung des Schaftendes bezogen auf die Trochanterspitze
sowie das Ausmaß von periartikulären Verkalkungen.

N = 36

idiopathische Coxarthose	18
Dysplasie - Coxarthrose	9
Rheuma	4
Hüftkopfnekrose	3
St. p. Epiphysiolyse	1
posttraumatischer Zustand	1

Abbildung 1: Legende siehe Text

Stellung von Trochanterspitze bezogen auf das Schaftende (Prothesentiefe)

24x	über Schaftende
8x	auf Höhe des Schaftendes
8x	unter Schaftende

Keine Korrelation zur Gehleistung

Abbildung 2: Legende siehe Text

Legt man den geforderten Pfannen-Neigungswinkel in der Transversalebene von 40 bis 50 Grad und eine leichte Antetorsion von 10 bis 20 Grad zugrunde, so war bei 6 Patienten die Pfanne zu steil bzw. mit zu starker Antetorsion implantiert worden, in keinem Fall hatte dies jedoch klinisch eine Relevanz und auch röntgenologisch zeigte sich hierdurch bedingt keine Lockerungszeichen.
Ebenfalls 6x hätte man zumindest röntgenologisch eine Schaftnummer größer implantieren können bzw. stand der Schaft nicht in der idealen Längsrichtung des Femurs.

Von diesen Patienten mit einer meßbaren Saumbildung
zwischen Schaft und umgebender Corticalis zeigte keiner
eine Zunahme der Saumbildung, 2x war der Schaft wenige
Millimeter nachgesunken. Lediglich einer dieser Patienten
hatte klinische Zeichen einer Schaftlockerung.
13 Patienten gaben für unterschiedlich lange Zeit postoperativ bei Belastung ein Druckgefühl im Oberschenkel
an. Bezüglich Schaft- und Pfannenstellung bzw. -größe
konnten wir bei ihnen keine Besonderheit gegenüber den
anderen Patienten feststellen. Diese belastungsabhängigen
Beschwerden sprachen sehr gut auf die Magnetfeldbehandlung
an.

Die Stellung von Trochanterspitze bezogen auf das Schaftende ergab diese 24x über, 8x auf Höhe und 8x unter
Schaftende (Abb.2).
Wir konnten keine Korrelation zwischen der Prothesen-
tiefe und der Gehleistung ableiten.

Das Ausmaß der periartikulären Verkalkungen unterteilten
wir in 4 Schweregrade: Keine, röntgenologisch eben
sichtbar, röntgenologisch deutlich sichtbar, jedoch
ohne, röntgenologisch deutlich sichtbar mit deutlicher
Funktionseinschränkung   . Lediglich 2x beobachteten wir eine schwere periartikuläre Verkalkung mit
Funktionseinschränkung. Wir führen diese, im Vergleich
zu unseren früheren Mittelmeier-Prothesen geringere
Verkalkungstendenz auch auf den jetzt angewandten
atraumatischen Zugang zurück.
Wir hatten als weitere Komplikationen 1x eine Schaft-
sprengung, keine Nerven- oder Gefäßverletzungen und
keine tiefen Wundinfektionen.
Bei einer Patientin mit einer tiefen schleichenden
Infektion nach einer anderen zementfreien Prothese
führten wir einen Prothesenwechsel durch. Mit umfang-
reichen prophylaktischen Maßnahmen, d.h. systemische
Antibiotikagabe, ausgedehnter Wundspülung und Einlegen
einer Gentamicin-Kette in den Femurschaft, konnte der
Infekt saniert werden. Die Patientin ist heute 2 Jahre
postoperativ ohne Beschwerden, klinisch, laborchemisch,
sowie röntgenologisch zeigten sich keine Entzündungs-
bzw. Lockerungszeichen.

Zusammengefaßt läßt sich, auch unter Berücksichtigung
der relativ kurzen Nachuntersuchungszeit unseres
Patientengutes sagen, daß wir mit den bisherigen Ergebnissen durchaus zufrieden sind.
Wir hoffen, daß wir auch nach späteren Nachuntersuchungen
eine gleichartig gute Aussage machen können.

Problematik der Verankerung der Pfannenprothese nach ENDLER
bei Erstimplantationen und Wechseloperationen.

H.Eder, M.Spranger, Orthopädische Klinik am Eichert,Göppingen

In der Zeit vom 09.06.82 - 31.12.84 wurden in der Orthopädischen Klinik der Klinik am Eichert in Göppingen 186 Totalendoprothesen des Systems ZWEYMÜLLER-ENDLER implantiert.

Die Indikation zu dieser Operation war in der überwiegenden
Mehrzahl der Fälle eine Dysplasiecoxarthrose,wie sie im
Einzugsbereich unserer Klinik endemisch vorkommt. Relativ
häufig lag als Operationsgrund bei jüngeren Patienten eine
idiopathische Hüftkopfnekrose und bei älteren eine epiphysäre Coxarthrose vor.(Tab. 1)

INDIKATIONEN: (9.06.82 - 31.12.84)
-Dysplasiearthrose   11o
- Hüftkopfnekrose   19
- Koxarthrose nach Fraktur   6
- epiphysäre Koxarthrose   20
- Protrusionskoxarthrose   7
- Koxarthrose bei reum.
  Arthritis u. M.Bechterew   11
- Koxarthrose nach M.Perthes   2
- Koxarthrose b.coxa vara   2
- Tep-Wechsel   9
                               ___
                    ges.: 186

Tab.1.: Indikationen zur Implantation einer ENDLER-Pfanne.

Frauen und Männer waren in der numerischen Aufschlüsselung
nahezu gleich häufig betroffen, wir haben 91 Gelenke bei
Frauen und 95 Gelenke bei Männern ersetzt.

Der Altersgipfel lag zwischen 55 und 65 Jahren. (Abb. 1)

Zum operativen Vorgehen wollen wir uns darauf beschränken,
was von der üblichen Technik abweichend ist: Wir fräsen das
Pfannenlager nicht mit der Handfräse. Es hat sich gezeigt,
daß die Verwendung eines relativ langsam laufenden aber
kräftigen motorischen Antriebs, wie wir ihn von der Zement-
technik kennen, erhebliche Vorteile bringt.Dadurch werden
zwangsläufige Wackelbewegungen, wie sie bei sklerotischen
Pfannenböden häufig vorkommen und damit auch elliptoid ge-
fräste Pfannenlager leichter vermieden.

Zum Schneiden des Gewindes haben wir das vorhandene Instrumentarium weiter abgeändert. Wir haben eine handelsübliche
Ratsche soweit modifiziert, daß sie für das ENDLER-Instru-
mentarium verwendbar ist und die Vorteile der verschiedenen
Modelle z.B. der von LORD oder PARHOFER-MÖNCH sinnvoll ver-
bindet.
Auch hier liegt der Grund für die Abänderung darin, daß bei
sklerosiertem knöchernen Pfannenlager das Gewinde mit dem

ALTERSVERTEILUNG   186 Pat. (09.06.82 - 31.12.84)

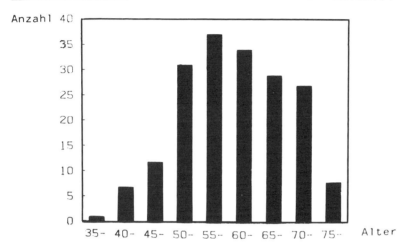

Abb.: 1   Altersverteilung

im Orginalinstrumentarium vorhandenen T-Griff oft nicht zügig und damit gleichmäßig bis auf den Grund geschnitten werden kann.

Das Ausmessen der voraussichtlichen Pfannengröße mit der
Schablone auf dem präoperativen Röntgenbild hat sich bei
uns nur bedingt bewährt und wir tun dies nur noch orientierend
und aus didaktischen Gründen. Dies liegt daran, daß bei unseren Patienten in der überwiegenden Mehrzahl der Fälle eine
Dysplasiekoxarthrose mit flacher, oftmals auch erheblich
ausgeweiteter Pfanne vorliegt. Wir fräsen daher zunächst im
Zentrum der Primärpfanne mit dem kleinsten, dem 52iger Fräser soweit, bis eine ausreichende Pfannentiefe ohne Berücksichtigung von vorhandenen Osteophyten erreicht ist. Wir
verfahren deshalb so, weil wir anfangs beim Ausmessen mit
der Schablone auf dem Röntgenbild oder am Kopf doch in einzelnen Fällen eine zu große Pfanne gewählt und diese zu stark
lateralisiert implantiert hatten.

Dann wird stufenweise größer gefräst, bis der Fräser sozu-
sagen als Probier- oder Manipulier-Pfanne in korrekter Position in allen Ebenen voll auf der gesamten Zirkumferenz
gedeckt ist. Wir wählen eher ein kleineres als ein zu großes
Implantat. Ein weiterer Grund für dieses Vorgehen liegt in
der Problematik der Reoperation von großen gelockerten Pfannen-
implantaten und der dann erschwerten belastungsstabilen Fixation einer neuen Pfanne in einem großen Pfannenlager, wie
wirdas z.B. bei Cup-Plastiken gesehen haben.

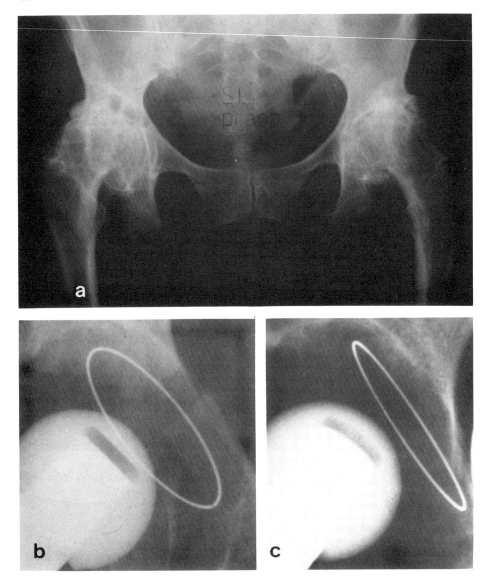

Abb.2 a-c:

46-jährige Patientin mit Dysplasiekoxarthrose bds.
a: Praeoperatives Röntgenbild
b: Sprengung des knöchernen Pfannenlagers bei der Implantation
   der ENDLER-Pfanne.
c: 3 Monate post operationen ist der knöcherne Pfannenboden
   gut durchbaut und die Pfanne fest.

Wir wollen also nur soviel Material im Pfannenlager opfern,
wie zur stabilen Fixation unbedingt nötig ist. Das läßt sich
auch aus der Auflistung der verwendeten Pfannengrößen ab-
lesen. (Tab.: 2)

52iger Pfanne	24	64iger Pfanne	45
55iger	8	68iger	1
58iger	103	64iger Reop	2
61iger	1	68iger Reop	1
Charnley-Müller zementiert			1
		gesamt	186

Tab.: 2   Auflistung der in der Zeit vom 09.06.82 - 31.12.84
          verwendeten ENDLER-Pfannen.

Ist das Gewinde geschnitten, drehen wir die Pfanne mit dem
T-Griff ein. Da bei der ENDLER-Pfanne anders als beim Schraubring der LORD- oder PARHOFER-MÖNCH-Prothese nicht ständig
durch die Bodenöffnung des Ringes kontrolliert werden kann,
wie tief die Pfanne bereits eingedreht ist, haben wir eine
andere Möglichkeit gesucht, zu verhindern, daß die ENDLER-
Pfanne entweder zu wenig fest und zu wenig tief sitzt oder
aber mit zuviel an Kraftaufwand eingedreht und dabei womög-
lich das knöcherne Pfannenlager gesprengt wird. Grund für diese
Überlegung war folgende intraoperative Komplikation:
Bei einer 46-jährigen Patientin wurde die Pfanne so fest
eingedreht, daß es zu einer Sprengung des Pfannenlagers kam.
Die Pfanne wurde entfernt und, ohne ein neues Gewinde zu
schneiden, die nächstgrößere Pfanne (64) eingedreht. Sie
ließ sich befriedigend fest anziehen. Postoperativ durfte
die Patientin für 6 Wochen im Dreipunktegang mit 2o kg teilbelasten, danach ließen wir zunehmend belasten. Das Rö-Bild
3 Monate p.o. zeigte einen festen Sitz der Pfannenprothese,
die Spongiosa hat sich dem Gewinde der Pfannenprothese gut
angenähert, der Defekt im Pfannenboden erscheint durchbaut.
(Abb. 2. a, b, c,)

Nach erfolgtem Eindrehen der ENDLER-Pfanne messen wir die
aufgewendete Kraft mit einem Drehmomentschlüssel. Wir haben
diese gemessene Kraft in Relation zum Alter (Abb. 3) der
Patientin und zur praeoperativen Diagnose gesetzt. (Tab.3)
Seit dem 27.07.83 haben wir 12o Patienten die aufgewendete
Anzugskraft bei der Implantation der ENDLER-Pfanne gemessen.
Der Mittelwert der Anzugskraft (Tab. 3) lag bei diesen
12o Patienten bei 21,3 NM. Wir haben die Werte der Anzugskraft für die einzelnen Indikationen aufgeschlüsselt; dabei
ergab sich folgendes: Bei der Dysplasiearthrose fanden wir
einen Mittelwert von 23,6 NM, bei der Hüftkopfnekrose von 25,o
und bei der epiphysären Koxarthrose von 28,5 NM. Die Protrusionskoxarthrose ließ einen Mittelwert von 21,6 NM errechnen.
Wenn auch die Fallzahlen bei allen Indikationen mit Ausnahmen
der Dysplasiearthrosen noch viel zu gering sind, um eine
endgültige Aussage treffen zu können, zeichnet sich aber
bereits eine Tendenz ab. Bei der epiphysären Koxarthrose,
die in der Regel bei Männern vorkommt und in unserem

58

Krankengut ausschliesslich bei Männern, liegt der Anzugswert
sehr hoch. Das gleiche gilt für die Hüftkopfnekrose. Bei
der Protrusionskoxarthrose dagegen finden wir Anzugswerte, die
praktisch dem errechneten Mittelwert aller Indikationen entsprechen.

			Mittelwert der Anzugskraft in NM	
- Dysplasiekoxarthrose	(77 Pat.)	23,6	(6-36)
- Hüftkopfnekrose	(9 Pat.)	25,o	(6.34)
- epiphys.Koxarthrose	(8 Pat.)	28,5	(16-34)
- Protrusionskox.	(7 Pat.)	21,6	(15-32)
- RA und SPA	(8 Pat.)	29,o	(2o-34)
- M.Perthes	(2 Pat.)	27,o	(16-38)
- coxa vara	(1 Pat.)	22,o	
- n.Frakturen	(2 Pat.)	18,o	(16-30)
- TEP-Wechsel	(6 Pat.)	9,4	(5-2o)
Mittelwert bei 12o Patienten:		21,3	(5-38)

Tab.: 3   Relation Anzugskraft-Diagnose (27.07.83-31.12.84)

Bei den TEP-Wechseln fanden wir besonders niedrige Anzugswerte. Hier haben wir nahezu ausschliesslich WAGNER-Cups gewechselt, mit lockeren Pfannen und entsprechenden Problemen
bei der Verankerung.

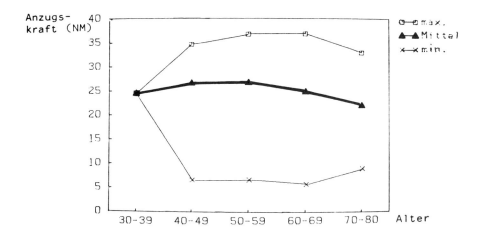

Abb. 3: Relation Alter-Anzugskraft, 12o Pat.(27.07.83-
         31.12.84)

Setzt man nun das Alter des Patienten und die gemessene Anzugskraft in Relation, (Abb.3) zeigt sich zwar eine nahezu regelmäßige Abnahme der Anzugskraft bei Patienten mit
über 60 Jahren, aber selbst in der Gruppe der über 70-jähri-
gen liegt der Wert für die Anzugskraft noch im Bereich des

errechneten Mittels aller gemessenen Werte von 21,3 NM. Wir
haben aus diesen Meßergebnissen die folgenden vorläufigen
Schlüsse gezogen:

1. Unter Berücksichtigung der Altersverteilung und der Relation
   der Kraft, mit der die Pfanne eingedreht werden kann, zum
   Alter des Patienten ergibt sich für uns kein Grund, die
   ENDLER-Pfanne bei älteren Patienten nicht einzusetzen. Wir
   implantieren daher auch bei über 7o-jährigen bisher mit gutem Erfolg die ENDLER-Pfanne, wenn uns das knöcherne Lager
   radiologisch praeoperativ nicht sehr porotisch erscheint.

2. Wir versuchen einen Anzugswert von 2o - 25 NM zu erreichen.
   Erreichen wir Werte von ca. 3o NM, so ist die Grenze nach
   oben erreicht. In den Fällen, in denen wir Meßwerte unter
   1o NM finden, lassen wir die Patienten für 6 Wochen mit
   2o kg im Dreipunktegang an 2 Unterarmgehstützen teilbelasten
   und erst nach entsprechender Rö-Kontrolle dann zunehmen belasten. Bisher ist in allen diesen Fällen die Pfanne genau-
   so fest im knöchernen Lager eingewachsen wie bei den Patienten, bei denen wir einen mittleren Wert von 2o-25 NM messen
   konnten.

Ein besonderes Problem stellt die Pfannenprotrusion dar. Hier
fräsen wir die Pfanne zunächst so auf, bis der Fräser gerade
eben versenkt ist. Den verbleibenden Hohlraum am Boden der
Pfanne frischen wir an und schneiden uns dann eine Spongiosascheibe vom Hüftkopf so zurecht, daß sie schlüssig diesen
Raum ausfüllt. Beim Eindrehen der Pfanne setzen wir diese
Spongiosascheibe dann unter Druck.

Abb. 4 zeigt den Rö-Befund einer 58 jährigen Patientin praeoperativ, postoperativ mit der Spongiosaplastik und den Befund 6 Monate nach der Operation. Der Pfannenboden ist radiologisch stabil, die Pfanne sitzt fest.
Bei einem 55-jährigen Patienten mit einer ausgeprägten flachen
dysplastischen Pfanne gelang es nicht, eine normale ENDLER-
Pfanne ausreichend tief zu implantieren. Bereits beim Fräsen
ließ sich selbst mit dem kleinsten Fräser kein ausreichend
circulär deckendes Pfannenlager zubereiten. Hier mußten wir,
wie von SKRIPITZ empfohlen, eine Becken-Boden-Osteotomie
durchführen, Spongiosa anlagern und dann schliesslich eine
64iger Reoperationspfanne eindrehen. Die Pfanne verklemmte
sich nur wenig, postoperativ entlastete der Patient, wie bereits oben angesprochen im Dreipunktegang mit 2o kg für 6 Wochen, dann erfolgte zunehmend Belastung. Das letzte Röntgenbild 6 Monate nach der Operation zeigt die Pfanne gut eingebaut. Der Patient benützt aber immer noch einen Stock. (Abb.5)

Der Wechsel von gelockerten Wagner-Cups wirft immer wieder
Probleme auf. Die Pfannen sind sehr groß und es gelingt nur
mit großem Aufwand, in die durch die Lockerung breit ausgewalzten Pfannenlager eine zementlose Pfanne ausreichend fest
zu implantieren. Anfangs haben wir in solchen Fällen einen
ZWEYMÜLLER-Schaft mit einer zementierten Pfanne kombiniert,
die von SKRIPITZ angegebene Reoperationspfanne gibt uns aber
jetzt die Möglichkeit, auch in solchen Fällen eine zementfreie

Pfanne zu verankern. An dem folgenden Beispiel wollen wir zeigen, daß dies allerdings noch nicht in jedem Fall gelingt.

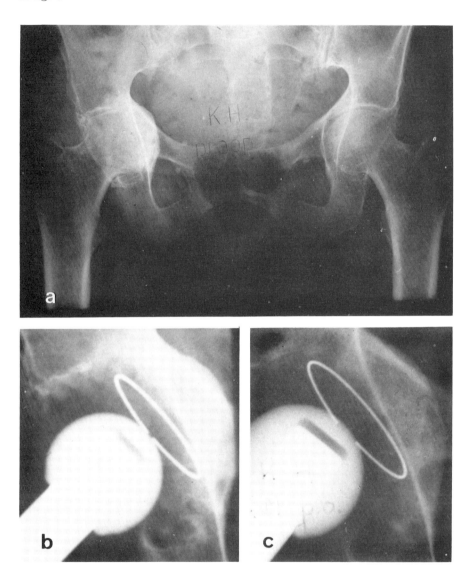

Abb. 4 a-c:

58-jährige Patientin mit Protrusionskoxarthrose.
a) Praeoperatives Röntgenbild.
b) Postoperatives Röntgenbild mit Spongiosascheibe fest eingebaut, die Pfanne sitzt fest.

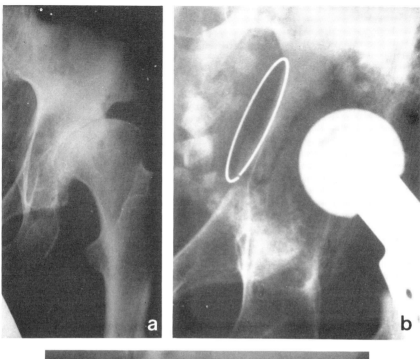

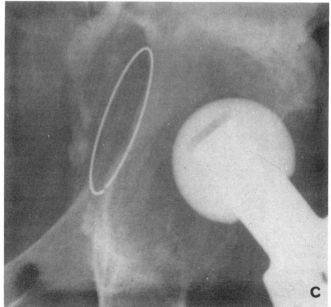

Abb. 5a-c:

55-jähriger Patient mit Dysplasiearthrose.
a) Praeoperatives Röntgenbild. b) Postoperatives Bild.
c) 6 Monate nach der Operation ist die Pfanne fest.

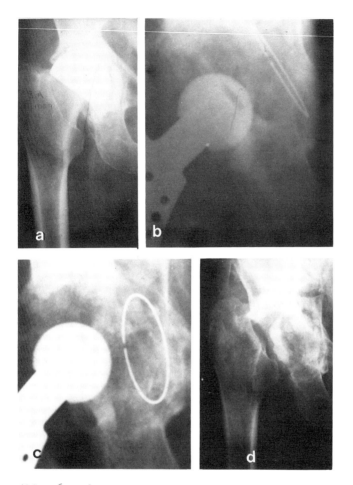

Abb. 6 a-d:

Zustand nach WAGNER-Cup-Lockerung.
a) Röntgenbild des gelockertes Cups.
b) Praeoperatives Röntgenbild.
c) Die Pfanne ist nach beckeninnenseitig verkippt.
d) Röntgenbild nach Entfernung der Prothese.

Abb.6 zeigt einen gelockerten WAGNER-Cup bei einem 53-jähri-
gen Patienten. Bei der Operation wurde eine 68iger Reoperationspfanne in dem ausgewalzten Pfannenlager nach Beckenbodenosteotomie und Spongiosaanlagerung aus der Bank eingesetzt. Bereits intraoperativ war die Pfanne primär nicht
absolut stabil zu implantieren; wir hatten aber erwartet,
daß sie dennoch wie bei allen anderen Patienten mit niedri-
gem Anzugswert bei konsequenter Entlastung doch fest werden
würde.Postoperativ kam es zur Luxation und die Röntgenkon-
trolle zeigte die nach beckeninnenseitig verkippte Reoperationspfanne. Wir entschlossen uns zum Ausbau der Prothese
und zur erneuten Spongiosaplastik. Mit dem Patienten wurde
vereinbart, wenn die eingebaute Spongiosa fest umgebaut und
somit ein tragfähiges Pfannenlager entstanden ist, in einer
weiteren Operation doch eine erneute Gelenkimplantation zu
versuchen. Der Patient ist jetzt zur Operation der linken
Hüfte erneut stationär. Mit der re. Hüfte kommt er gut zurecht und ist nahezu schmerzfrei.
Die Abb. 7 und 8 zeigen zwei knöchern fest eingewachsene
ENDLER-Pfannen, Abb. 7 bei einem 44-jährigen Patienten und
Abb. 8 bei einem, zum Zeitpunkt der Operation 53 Jahre alten
Patienten. In beiden Fällen sieht man sehr deutlich die Sklero-
sazone, die den Gewindezügen der Pfanne anliegt und somit
einen deutlichen Hinweis für einen festen Sitz der ENDLER-
Pfanne darstellt.

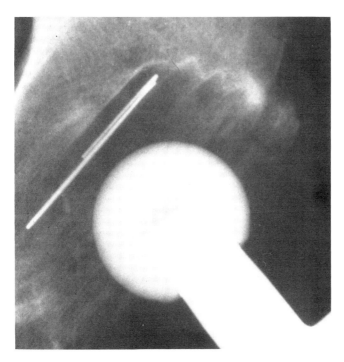

Abb.7:
44-jähriger Patient, 4 Monate nach Implantation der Pfanne.

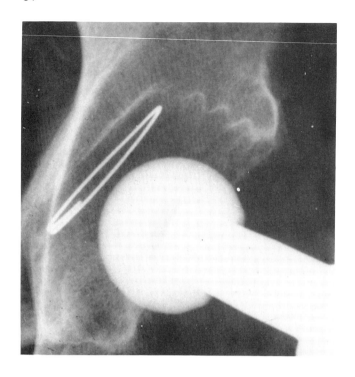

Abb. 8:

54-jähriger Patient, 1 Jahr nach Implantation der Pfanne.

Literatur:

1. Charnley, J.: Low friction arthroplasty of the hip joint. J.Bone Jt.Surg. 53-B (1971) 149.

2. Endler, M.: Theoretische experimentelle Grundlagen und erste klinische Erfahrungen mit einer neuen zementfreien Polyaethylenschraubpfanne beim Hüftgelenkersatz. Acta chir.Austriaca (supp) 45 (1982) 1

3. Endler, M. u. F.Endler: Erste Erfahrungen mit einer zementfreien Polyaethylenschraubpfanne. Orthop.Prax. 18 (1982) 319.

4. Endler, M. H.Schnabl, D.Gitter, M.Seebacher: Untersuchungen mit einer Kistler-mehrkomponentenkraftmeßplatte an gesunden und hüftoperierten Schafen, Z.Orthop. 12o (1982) 403.

5. Lord, G.:   Erfahrungsbericht über 4oo zementlose
                            Hüfttotalprothesen, Med.Orthop.Techn.
                            1oo (1980) 39.

6. Müller, M.E.:   Total hip prosthesis, Clin.Orthop.72
                            (1972) 46.

7. Parhofer, R.u.   Erfahrungen über den Ersatz einzemen-
   W.Mönch: tierter gelockerter Hüfttotalprothesen
                            durch zementlos implantierte Totalendo-
                            prothesen. Med.Orthop.Techn. 102 (1982
                            49

8. Skripitz, W.:   Erste Erfahrungen bei Austauschopera-
                            tionen des Hüftgelenkersatzes mit der
                            zementfreien Polyaethylenschraubpfanne
                            nach Endler, in: Zementfreie Hüftendo-
                            prothesensysteme, Hsg. v.Spranger, M.
                            und Eder, H., Huber, Bern 1985
                            im Druck.

9. Wagner, H.:   Der alloplastische Gelenkflächeersatz
                            am Hüftgelenk, Arch.orthop.Unfall-Chir.
                            82 (1975) 101

1o. Zweymüller, K.,   Concept and material properties of a
    Semlitsch, M.   cementless hip prosthesis system with
                           Al_2O_3 ceramic ball heads wrought
                           Ti-6Al-4V stems. Arch.orthop.Trauma.
                           Surg. 1oo (1982) 229.

Anschrift der Autoren:

Dr.med.H.Eder
1.Oberarzt der Orthopädischen Klinik
Klinik am Eichert, 7320 Göppingen

Prof.Dr.med.habil.M.Spranger
Chefarzt der Orthopädischen Klinik
Klinik am Eichert, 7320 Göppingen

Zur Implantation der Endler - Pfanne bei Dysplasiecoxarthrosen

W. Skripitz, Orthop. Abtlg. Brüderkrankenhaus St. Josef Kobl.

An der orthopädischen Abteilung des Brüderkrankenhauses Koblenz wurden in den letzten 6 Jahren 207 Patienten an einer
fortgeschrittenen Dysplasiearthrose der Hüfte operiert.
Bei 93 Patienten konnten wir trotz fortgeschrittener Arthrose
noch eine gelenkerhaltende Operation durchführen. Mehr als
die Hälfte der Fälle aber mußten wir bei einem durchschnittlichen Alter von 52 Jahren endoprothetisch versorgen. In den
ersten Jahren implantierten wir den jüngeren Patienten Wagner-
Schalen und zementierten im fortgeschrittenen Alter die auf
dem Markt befindlichen Dysplasiepfannen. Um eine gute Abstützung der implantierten Pfannen im dysplastisch verformten
Becken zu erreichen, waren wir häufig gezwungen, pfannendach-
verbessernde Eingriffe durchzuführen oder implantierten Pfan-
nendachschalen nach Müller mit gleichzeitiger Knochenspan-
unterfütterung.

Aufgrund guter Erfahrungen mit der konischen, zementfreien
Polyaethylenschraubpfanne bei der endoprothetischen Versorgung
der normalen Koxarthrose und der Protrusionshüften, entschlossen wir uns aus biomechanischer Überlegung auch die Dysplasiearthrose zementfrei mit der Endler - Schraubpfanne zu versorgen.
Seit März 1981 haben wir bis Januar 1985 76 Dysplasiearthrosen
mit der Polyaethylenschraubpfanne versorgt. Um eine Vergrößerung der Tragfläche am Pfannendach zu erzielen, führten wir
unter Erhaltung des vorderen und hinteren Beckenpfeilers die
zirkuläre Beckenbodenosteotomie durch und medialisierten die
konische Schraubpfanne.
Wir sind wie Pauwels der Meinung, daß die Pfannendachplastik
höchstens eine gewisse Abstützung, jedoch keine wesentliche
Vergrößerung der Tragfläche garantieren kann. Durch die Beckenbodenosteotomie kann die Sklerose des Pfannendaches erhalten
und die Druckauffangzone vergrößert werden, so daß eine breit-
gefächerte Durckverteilung im Ileum stattfindet.
Die Medialisierung des Pfannenbodens führt nicht nur zu einer
echten Vergrößerung der Tragfläche am Pfannendach, sondern
erlaubt eine primäre Verankerung der konischen Pfanne durch
Verkeilung im inneren Beckenring.

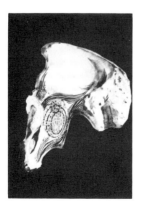

Abb. 1.
Verankerung der Schraubpfanne
in kräftigen ventralen und dorsalen lastaufnehmenden Osteonzügen.

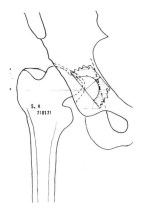

Abb. 2.
Implantation der Schraubpfanne
im Kreuzungspunkt des dorsalen
und ventralen Pfeilers mit
gleichzeitiger Möglichkeit der
Beinverlängerung

Betrachtet man die lastaufnehmenden Strukturen am Becken,
so wird auch die dysplastisch verformte Hüftpfanne von vorderen und hinteren, sich im Raum überkreuzenden Osteonzügen
umflossen. Durch die anatomische Form und Verlaufsrichtung
der sich überkreuzenden beiden Pfannenpfeiler läßt sich nach
Osteotomie der Lamina interna eine konische Schraubpfanne
in einer stabilen 3-Punktauflage (cranial-ventral; medio-
dorsal; caudal-ventral) unter Vorlast im Becken verkeilen.
Im Schutz dieser primären Vorlast kann nun im Bereich der
großen cranialen Kontaktfläche ein ausreichender Knochenanbau an die Prothese zustande kommen.
Die Einheilung der Prothese wird unserer Meinung nach dadurch
begünstigt, daß sich die Kunststoffpfanne elastisch im Beckenring verhält,und so die Relativbewegungen klein gehalten werden, damit eine funktionelle Anpassung des Knochenlagers über
die Grenzflächenreparation möglich wird.

Von der Implantation sphärischer und zylindrischer Pfannen
wissen wir, daß die Lamina interna nicht geschwächt werden
sollte, da sie zur Aufnahme von Druckbelastungen nicht geeignet ist. Bei Zerstörungen der Lamina interna kommt es häufig bei diesen Pfannentypen zur Lockerung und Pfannenmigra-
tion. Verletzungen oder Osteotomien der Lamina interna sind
für die Verankerung der konischen Schraubpfanne unserer Meinung nach bedeutungslos, weil die Prothese ihren Halt in einer
stabilen 3-Punktauflage in den sich überkreuzenden Pfannen-
pfeilern des Ileums findet. Durch die konische Form der
Schraubpfanne wird der Pfannenboden nicht auf Druck, sondern
im wesentlichen durch die Aufdehnung des Beckenringes auf Zug
belastet, so daß die osteotomierte Lamina interna problemlos
mit einer meist starken Callusbildung heilt, zumal die osteo-
genetische Potenz, wie wir dies von den Beckenosteotomien nach
Chiari wissen, groß ist.

Alle 76 operierten Fälle konnten nachuntersucht werden. Radiologisch wurden die Pfannen vermessen, eine Lockerung und Pfannenwanderung fand selbst nach 3 1/2 jähriger Beobachtungszeit
nicht statt.

Bei der Osteotomie des Beckenbodens ist darauf zu achten, daß
der vordere Pfannenpfeiler nicht verletzt werden darf.

Die Medialisierung des Pfannenbodens ist sorgfältig durchzuführen, und wenn möglich sollte bei der Durchtrennung des
Beckenbodens der Periost- und Weichteilmantel geschont werden. Bevor das Gewinde in den Knochen geschnitten wird, wird
die Tiefe des Pfannenbodens und die Incisura acetabuli ausreichend mit Spongiosa ausgekleidet, um vorquellende Weichteile vor Verletzungen zu schützen.
Da durch die Beckenbodenosteotomie eine Schwächung des Beckenringes erfolgt, entlasten wir unsere Patienten 4 Monate im
3 - Punkte - Gang und versuchen mit einer Magnetfeldbehandlung eine schnellere Mineralisierung der verpflanzten Spongiosa zu erreichen.
Bei einer bestehenden Glutealmuskelinsuffizienz achten wir
darauf, daß die Pat. auch nach Aufnahme der Belastung so lange
an einem Handstock gehen, bis ein hinkfreies Gangbild erreicht
ist, um eine unnötige Beanspruchung des Prothesenlagers zu
vermeiden.

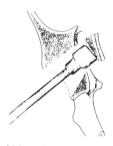

Abb. 3
Pfannenbodenosteotomie unter
Erhaltung der Lamina interna

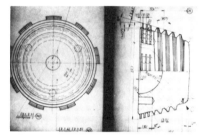

Abb. 4
Modell der neu konzipierten
Polyaethylenschraubpfanne mit
lateralisierter Gelenkfläche.
Der Raum zwischen den ab-
stützenden Lamellen dient
zur zusätzlichen Spongiosa-
einfütterung.

Größere Nachteile unseres operativen Vorgehens haben wir, obwohl die Artikulationsfläche medialisiert wird, nicht gesehen.
Klinisch hatten wir bislang kein störendes Funktionsspiel der
Hüfte, auch wenn nicht immer die Medialisierung der Artikulationsfläche durch eine Langhalsprothese ausgeglichen werden
konnte. Durch zu starke Medialisierung kam es bei einigen Pat.
jedoch zu einer Betonung des präoperativ schon bestehenden
Genu valgums.

Seit kurzer Zeit stehen uns Pfannen in verschiedenen Größen
zur Verfügung, deren Articulationsfläche 1 cm nach außen ver-
legt wurde. Bei diesen Pfannen wurde das Schraubgewinde nicht
bis zur äußeren Zirkumferenz durchgeführt, sondern durch ab-
stützende Lamellen ersetzt, um den knöchernen Pfanneneingang
des Beckens nicht unnötig zu sprengen.

Die Spätergebnisse nach mehreren Jahren werden uns Aufschluß
darüber geben, ob unsere biomechanischen Vorstellungen zur
Pfannenverankerung bei Dysplasiecoxarthrose richtig sind,und
ob bei Verwendung einer konischen elastischen Schraubpfanne
am dysplastischen Becken weniger Pfannenlockerungen auftreten.

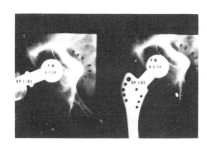 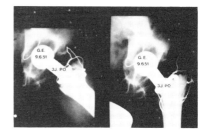

Abb. 5
2 Jahre nach Beckenbodenosteotomie;fester knöcherner Einbau
der Prothese mit guter knöcherner Abstützung zum kleinen
Becken hin.

Abb. 6
3 Jahre nach Op.. Kräftige
Pfannendachsklerose und gute
innere Abstützung, keine
Pfannenwanderung.

Dr. med. W. Skripitz
Chefarzt der Orthop. - Abtlg.
Brüderkrankenhaus St. Josef
Kardinal - Krementz - Straße 1-5

5400 Koblenz

Literaturverzeichnis

ChiariK, Zweymüller, K., Paltrinieri, M., Trentani, C., Stärk, N.: Eine keramische Hüfttotalendoprothese zur zementfreien Implantation. Arch. orthop. Unfall-Chir. 89, 305-313, 1977

Dietschi C., Huggler A. H., Schreiber A., Jacob.: Experimentelle Untersuchungen über das Deformationsverhalten des Hüftacetabulums unter Belastung (Z. Orthop. 112, 1974, 670-675), l.

Dietschi C., Schreiber A., Huggler A. H. Jacob H.: Experimental investigation of deformation of the weightbearing acetabulum (Acta orthop. belg., suppl. I, 1975, 153- 157), III.

Endler M. Theoretische - experiementelle Grundlagen und erste klinische Erfahrungen mit einer neuen zementfreien Polyaethylenschraubpfanne beim Hüftgelenksersatz. Acta chirurgica Austria Supplement Nr. 45 1982.

Pauwels F.: Atlas der Biomechanik der gesunden und kranken Hüfte (Springer Verlag, Berlin 1973).

Schneider R.: Die Totalendoprothese der Hüfte, Aktuelle Probleme in Chirurgie und Orthopädie Bd. 24

DAS ZWEYMÜLLER-ENDLER SYSTEM ALS AUSTAUSCHENDOPROTHESE NACH ASEPTISCHEN LOCKERUNGEN ZEMENTIERTER HÜFTENDOPRO-THESEN.

W.Ramach, K.Zweymüller

In Folge der weiten Verbreitung des künstlichen Hüftge-lenksersatzes durch zementierte Endoprothesen, sehen wir uns zunehmend mit dem Problem der Lockerung solcher Imp-lantate konfrontiert (Willert 1980, Stauffer 1982, Almby 1982). Nach unseren eigenen Erfahrungen liegt bei den ze-mentierten Implantaten die Lockerungsrate bei 6,1%(Ritschl 1985). Mechanische und chemische Eigenschaften des Kno-chenzementes dürften beim Lockerungsmechanismus eine ent-scheidende Rolle spielen (Bösch 1980, Bösch 1982). Die Be-strebungen gehen daher in die Richtung, bei der Austausch-operation die Verwendung des Knochenzementes zu umgehen.

Im Folgenden wird über unsere Erfahrung mit dem Zweymüller Schaft (Zweymüller 1982, Zweymüller 1984) und der Endler-Schraubpfanne (Endler 1984) als Austauschimplantat nach gelockerten zementierten Endoprothesen berichtet.
Tabelle I zeigt die mit den Jahren stetige Zunahme der zementfreien Austauschoperationen, in Tabelle II sind die gelockerten Primärimplantate aufgelistet. Von 1980 bis Oktober 1983 wurden 52 gelockerte, zementierte Endopro-thesen bei 51 Patienten gewechselt. Das Alter der Patien-ten lag zwischen 37 und 83 Jahren (Mittel 67,2 Jahre).
Zum Zeitpunkt der Nachuntersuchung, für die nur Patienten berücksichtigt wurden, bei denen die Austauschoperation 1 Jahr oder länger zurücklag, waren 5 Patienten verstor-ben, bei 4 Patienten konnte keine suffiziente Nachunter-suchung erfolgen (z.B. wegen Aufenthaltes im Ausland).
Bei der Nachuntersuchung konnten somit 43 Hüften bei 42 Patienten beurteilt werden. Die Nachbeobachtungszeit liegt zwischen 12 und 36 Monaten (Durchschnitt 18 Monate). Bei

7 Patienten wurde nur die Pfanne gewechselt und der Schaft
belassen, bei 9 Patienten wurde nur der Schaft ausge -
tauscht und die Pfanne belassen, bei 8 Patienten wurde
nur der Schaft zementfrei gewechselt, jedoch die Pfanne
zementiert und bei 19 Patienten wurde sowohl Pfanne als
auch Schaft zementfrei ausgetauscht.

Bei 13 Patienten war zur kompletten Entfernung des Zementes eine Fensterung des Femurschaftes erforderlich. Der
abgehobene Knochendeckel wurde danach wieder in das Fens-
ter eingebracht. Um den durch die Lockerung bedingten
Knochenverlust zu kompensieren, wurde bei allen Patienten
eine Spongiosaplastik, meist mit homologem Transplantat,
durchgeführt. Bei allen Patienten wurde in der postoperativen Phase darauf geachtet, daß mindestens 6 Wochen,
üblicherweise 12 Wochen das operierte Bein streng entlas-
tet wurde.

An intraoperativen Komplikationen wurden 3 Fissuren des
proximalen Femurendes beobachtet, wobei nur 1 mal eine
Cerclage angelegt werden mußte. Eine Fissur im Bereich
der Prothesenspitze blieb ohne Folgen. An postoperativen
Komplikationen beobachteten wir 3 Schaftfrakturen, die
jeweils 5, 8 und 24 Wochen nach dem Eingriff eintraten,
wobei in 2 Fällen die Fraktur durch das Knochenfenster
verlief, das zur Zemententfernung erforderlich war. Der
Grund war eine offenbar zu früh erfolgte Belastung des
Beines, sodaß besonders darauf geachtet wird, daß erst
nach röntgenologisch sicher erkennbarem Einbau des Knochen-
deckels die volle Belastung erlaubt wird. Weitere Komplikationen waren: 1 Femoralisläsion und 2 interne Komplikationen.

Bei 36 gewechselten Femurkomponenten wurde 14 mal ein Einsinken des Schaftes in der Längsachse innerhalb des 1.
Jahres nach der Operation beobachtet, wobei die Distanz
zwischen 3 und 30 mm betrug (Mittel 12 mm). Die übrigen
22 Schäfte blieben in der Position unverändert.

Bei der röntgenologischen Beurteilung der Schaftstabilität

wurden von den 36 Schäften 34 als stabil beurteilt, einer
als fraglich stabil und 1 als gelockert. Die Beurteilung
des knöchernen Einbaues des Schaftes zeigte in 21 Fällen
eine Integration ohne nachweisbaren Resorptionssaum, bei
7 Schäften wurde eine enge Doppelkontur gesehen und bei 8
Schäften ein weiter Resorptionssaum, wobei in 3 Fällen
offenbar die ehemalige Knochenzementgrenze als Saumlinie
imponierte. Hervorzuheben ist, daß nach dem Endoprothesen-
wechsel, dann wenn eine Rarifizierung des Knochens statt-
gefunden hatte, es zu einem Wiederaufbau insbesondere in
der Umgebung des Schaftes gekommen ist. Auch bei großen
osteolytischen Defekten ist es zu einem Einbau der Spongiosaplastik und Zunahme der Knochenstruktur gekommen.

Bei der röntgenologischen Beurteilung der Pfanne (26 Implantate) wurde 23 mal eine stabile Verankerung gesehen,
2 Pfannen waren fraglich stabil und 1 locker.

Bei der klinischen Beurteilung des Operationsergebnisses
gaben 24 Patienten an, vollkommen beschwerdefrei zu sein.
Bei 15 Fällen lagen geringe Beschwerden vor, die keine
Beeinträchtigung des täglichen Lebens darstellen, 4 Patienten klagten über stärkere Beschwerden und waren in
ihren täglichen Verrichtungen beeinträchtigt (zeitweise
auf fremde Hilfe angewiesen). In erster Linie handelt es
sich bei den Beschwerden um Schmerzen im Bereich des Trochanter major (im Sinne einer Bursitis trochanterica).

Die subjektive Beurteilung des Operationsergebnisses durch
die Patienten ergab:

sehr zufrieden   23
größtenteils zufrieden   8
teilweise zufrieden   11
nicht zufrieden   1

Nach diesen Erfahrungen hat sich unseres Erachtens das Implantieren einer zementfreien Austauschendoprothese in

Form von Zweymüller-Schaft und Endler-Pfanne nach gelockerten zementierten Hüftendoprothesen gut bewährt.

TAB I

ZEMENTFREIE AUSTAUSCHOPERATIONEN

1980:	1
1981:	6
1982:	15
Jan.-Okt.83:	30

52 Hüften bei
51 Patienten

TAB II

PRIMÄRIMPLANTATE

Müller-Charnley:	35
Moore:	3
Cup:	3
MacKee:	3
Metall-Keramik:	2
Buchholz:	1
Isochastisch:	1
Mittelmeier:	1
Thompson:	1
Weth:	1
Weller:	1
Hüften	52

LITERATUR:

ALMBY B., HIERTON T.: Total Hip Replacement. A Ten-Year
        Follow-up of an Early Series.
        Orthop.scand. 53, 397-406, 1982

BÖSCH P., HARMS H., LINTNER F.: Nachweis des Katalysator-
        bestandteiles Dimethylparatoluidin im Knochenze-
        ment, auch nach mehrjähriger Implantation.
        Arch.Toxicol (1982) 51:157-166

BÖSCH P., KRISTEN H., ZWEYMÜLLER K.: An Analysis of 119
        Loosenings in Total Hip Endoprostheses.
        Arch.Orthop.Traumat.Surg.96, 83-90 (1980)

ENDLER M.,ENDLER F., PLENK H.: Experimental and Early Cli-
        nical Experiences with an Uncemented UHMW Poly-
        ethylene Acetabular Prosthesis
        The Cementless Fixation of Hip Endoprostheses,
        Berlin, Heidelberg: Springer 1984

RITSCHL,P.,ZWEYMÜLLER K., LUKESCHITSCH G.: Analyse und Er-
        gebnisse nach Austauschoperation von gelockerten
        zementierten Hüftendoprothesen
        In Vorbereitung

STAUFFER R.N.: Ten-Year Follow-up Study of Total Hip Re-
        placement.
        J.Bone Joint Surg.983, 1982

WILLERT H.G., BUCHHORN U.,ZICHNER L.: Clinical Experience
        with Müller Total Hip Endoprostheses of Different
        Design and Material.
        Arch.Orthop.Traumat.Surg.97, 197-205, 1980

ZWEYMÜLLER K.: First Clinical Experience with an Uncement-
        ed Modular Femoral Prosthesis System with a Wrou-
        ght Ti-6Al-4V Stem and an Al_2O_3 Ceramic Head.
        Springer Verlag, Berlin, Heidelberg, New York,
        Tokio, S 150, 1984

ZWEYMÜLLER K., SEMLITSCH M.: Concept and material proper-
        ties of a cementless ball heads and wrought Ti-
        6Al-4V Stems.
        Arch.Orthop.Traumat.Surg. 100:229-236, 1982

Postoperative Besonderheiten nach Implantation
zementfreier Prothesen
R. Ramisch

In den Jahren von 1974 bis Dezember 1984 wurden an der
Orthopädischen Fachklinik, Marienkrankenhaus Düsseldorf-
Kaiserswerth insgesamt 2.164 primäre Hüftprothesenversor-
gungen vorgenommen, nicht eingeschlossen sind hier zusätzlich 323 Wechsel-Operationen. Seit 1982 stehen uns komplett
zementfreie Systeme zur Verfügung. Bereits zuvor, seit
Dezember 1978, kamen zementfreie Pfannen-Implantationen,
ausschließlich Keramik-Pfannen vom Typ Lindenhof, zur Anwendung. Es sind dies 203 Fälle, von denen seit 1982 insgesamt 52 gleichzeitig mit dem zementlos verwendbaren BMO-
Stufenschaft implantiert wurden.

Bei dem zweiten, von uns in größerer Serie verwendeten Modell handelt es sich um das Endler/Zweymüller-System, wobei die Endler-Pfannen bereits seit April 1981 in insgesamt 194 Fällen implantiert wurden. Bis zum heutigen Tage
erfolgte die Kombination mit dem zementlosen Zweymüller-
Schaft in 127 Fällen.

Somit überblicken wir derzeit insgesamt 179 primäre komplett zementlose Implantationen, die sich, wie auf der Tabelle gezeigt, aufgliedern:

ZEIT	Lindenhof/ BMO	Endler/Zwey- müller
1982 bis 1984	52	127

Kleinere Zahlenmengen von anderen Implantaten, wie z.B.
14 implantierte Mecron-Pfannen sowie 3 kohlenstoffummantel-
te Schäfte und 7 Lord-Schäfte bei Wechsel-Operationen sollen hier vernachlässigt bleiben.

Entsprechend der Thematik möchte ich im wesentlichen auf
die postoperativen Besonderheiten eingehen. Aufgrund des
weitaus größeren Kollektivs soll insbesondere, auch bei
der Dokumentation, das Endler-Zweymüller-System berücksichtigt werden.

Zum besseren Verständnis erscheint mir zunächst eine kurze
Darlegung des Operationssitus von Bedeutung. Für die Implantation ist bei dem von uns gewählten Watson-Jones-Zugang
ein weit nach dorsal reichendes Ablösen des Glutaeus medius
erforderlich, was von uns mit dem Elektrocauter durchgeführt wird. Dies ist notwendig, da später der Kastenmeißel,
der die Leitöffnung für die Schaftfräse vorgibt, weit la-
teral in den Troachanter major eingeschlagen werden muß,
um die geradlinige Führung der Fräse und später der Prothese zu gewährleisten.

Durch diese Besonderheiten bei der Implantation treten im
wesentlichen zwei Probleme auf:
1) größere und länger dauernde Schwierigkeiten bei kranken-
   gymnastischer Beübung und
2) eine Schwächung des Trochanter major und damit eine Ab-
   rißgefahr desselben.
Die Krankengymnastinnen berichten, daß die Patienten erst
sehr spät in Seitlage zu beüben sind. Gegen die Eigenschwere
kann erst frühestens 4 Wochen postoperativ in Seitlage be-
übt werden, während dies bei zementierten Prothesen schon
nach 2 bis maximal 3 Wochen mühelos der Fall ist. Es wird
zudem von den Patienten ein vermehrter Psoasschmerz sowie
hämatombedingt eine verzögerte Beugefähigkeit und eine geringere Dehnbarkeit der Glutäen berichtet.
Bis ein adäquates Gangmuster erreicht ist, benötigen die
Patienten in der Regel bei zementloser Prothetik ein halbes Jahr, bei zementierten Prothesen 3 Monate.

Ein weiterer wesentlicher Faktor für die Nachsorge ist der
peri- und postoperative Blutverlust, der bei zementloser
Prothetik nachweislich deutlich höher liegt als bei zementierten Prothesen. Obgleich bei den zementlos implantierten Fällen ausnahmslos postoperativ ein Spica-Verband angelegt wurde, liegt der durchschnittliche Blutverlust bei
den zementlosen Prothesen um ca. 150 ml höher als bei zementierten Systemen.

Die durch stärkere Blutung und Hämatombildung hervorgeru-
fene Infektionsgefahr wurde von uns nach Auftreten eines
ersten Frühinfektes durch eine über 24 Stunden reichende
perioperative antibiotische Prophylaxe erfolgreich bekämpft.

Ein Faktor, der bei den Operateuren häufig zu wenig Beachtung findet, von den Patienten jedoch sehr hoch eingeschätzt
wird, ist die ausgeglichene Beinlänge, die bei den zementlosen Schäften schwer kalkulierbar ist, da die Prothesen
manchmal nicht so tief einlaufen, wie die eingeschlagene
Schaftfräse es vorgibt, wodurch eine Beinverlängerung entsteht, da manchmal die Prothesen auch später nachsacken,
wodurch erst im Laufe der Zeit eine Beinverkürzung auf der
operierten Seite resultiert.

Röntgenologisch auffällig und damit auch häufig das Beschwerdebild ungünstig beeinflussend sind eine Dislokation oder
gar ein kompletter Abriß des Trochanter major, was bei unserem Kollektiv in 10 Fällen beobachtet wurde, die periarticulären Verkalkungen, die in weitaus größerer Zahl nachweisbar sind sowie die Calcarresorption, die röntgenologisch
nur in 2 Fällen auffällig war.

Insbesondere die periarticulären Verkalkungen, die wir nach
zementloser Prothetik gegenüber zementierter Prothetik eindeutig vermehrt sehen, bereiten uns nach wie vor auch in
der Behandlung große Probleme. So hat sich auch die Therapie mit Diphos, selbst in der von der Herstellerfirma angegebenen Dosierung von 20 mg pro kg Körpergewicht, nicht
bewährt. Wir haben in einem Fall eine ausgedehnte Arthro-
lyse vorgenommen und die Patientin bereits perioperativ so-

wie anschließend langfristig mit Diphos behandelt, konnten jedoch erneut auftretende Ossifikationen nicht verhindern.

Letztlich soll noch darauf hingewiesen werden, daß ein wesentlicher Vorzug der zementlosen Prothetik, nämlich die leichtere und schonendere Wechsel-Operation, nicht immer Gültigkeit hat. In zwei Fällen von Schaftlockerungen hatte sich die Schraubpfanne, offensichtlich durch die mechanischen Rüttelbewegungen, ebenfalls gelockert und mußte daraufhin gewechselt werden, so daß in diesen Fällen der Vorteil der zementlosen Prothetik komplett verloren ging und die Patienten primär besser mit einem zementierten Schaft versorgt gewesen wären.

Abschließend scheinen mir noch einige Bemerkungen besonders wichtig:
Es sollte in diesem Vortrag nicht für oder gegen ein bestimmtes System Stellung genommen werden. Es wird von uns nach wie vor eine zementlose Prothetik verwandt, wenngleich wir zugeben müssen, daß wir mit den zementlosen Schäften zurückhaltender geworden sind, das System des BMO-Stufenschaftes haben wir seit 1 Jahr vollends verlassen, nachdem uns ein Prozentsatz von 30% nicht zufriedener Patienten zu hoch erschien. Auch das Endler-Zweymüller-System hat nach dem Schema von Merle d'Aubigné immer noch eine Rate von 20% nicht zufriedener Patienten. Einige Ursachen hierfür habe ich versucht deutlich zu machen. Den Auftrag dieses Referates sehen wir im wesentlichen darin, vor zu grosser Euphorie zu warnen und die Operateure anzuhalten, die Patienten präoperativ ausreichend über die Implantate und die daraus resultierenden postoperativen Besonderheiten aufzuklären. Bei entsprechend jungen Patienten hat die zementlose Prothetik nach unserer Meinung in ausgesuchten Fällen und nach ausreichender Aufklärung sicherlich weiterhin ihren Platz.

Erfahrungen in der Nachbehandlung von Patienten mit zementlosen Hüftendoprothesen

M. Aalam, Orth. Abteilung Fachklinik Rhein Ruhr Essen Kettwig

Operativ mechanische Gelenkrekonstruktion bildet mir ihrem
Erfolg oder Mißerfolg den richtungsweisenden Schritt zur
Wiedereingliederung Hüftkranker und Hüftverletzter.

Patienten mit Hüft-TEP bilden bereits durch die Genese des
Hüftleidens keine homogene Gruppe. Träger nicht zementierter
Hüfttotalendoprothesen kennzeichnen sich in der Physio- und
Psychognomie im besonderen dadurch, daß sie meist jünger
und vitaler, meist nach einer Arthrose oder Hüftkopfnekrose
durch den Eingriff von chronischen Schmerzen befreit und
von der Überzeugung beflügelt werden, eine fortschrittliche
und neuzeitige, einfach eine bessere Prothese erhalten zu
haben.
Es sind positive Vorzeichen für die subjektive Bewertung
des Behandlungsergebnisses.

Um Ihnen einen statistischen Überblick über die Arbeit
unserer Abteilung zu bieten, habe ich die Unterlagen der
Patienten, die im Jahre 1983 nach Implantation von Hüft-TEPs
bei uns aufgenommen und behandelt wurden, gesichtet.
In der Zeit vom o1. Januar 1983 bis zum 31. Dezember 1983
haben wir 1011 Patienten mit einer Hüfttotalendoprothese
stationär behandelt. Dabei handelte es sich 329x um zementfreie Hüft-TEPs, wobei entweder die Pfannen- oder die gesamte Prothesenverankerung zementfrei erfolgt war.
94,23% waren wegen Coxarthrose verschiedener Genese und lediglich 3,34% wegen einer primär chronischen Polyarthritis
und 2,43% nach Schenkelhalsfraktur operiert worden.

Als Komplikation fanden wir u.a. 6x operativ bedingte funk-
tionsrelevante Nervenschäden am operierten Bein (1,82%), davon 2x Peronaeus- und 4x Femoralisschaden.

Röntgenologisch nachweisbare periarticuläre Ossifikation mit
klinischer Relevanz lagen in 15,8% der Fälle vor, damit
im internationalen Durchschnitt (LOWELL). Die prozentuale
Quote der periarticulären Ossifikationen war nicht bei allen
Prothesentypen gleich.

Ich möchte wegen der Unterschiedlichkeit der Absolutzahlen
des jeweiligen Prothesentypes darauf verzichten, die Quote
der parossalen Ossifikation für den einzelnen Prothesentyp
vorzutragen.

Über Beschwerden der Hüfte und des Oberschenkels klagten bei
der Aufnahme spontan 26,44% der Patienten mit einer

zementfreien Hüft-TEP. Die verschiedenen Prothesentypen
bitte ich aus der Tabelle entnehmen zu wollen:

Prothesentyp	Anzahl
Reimer	113
Lord	58
Isoelastisch	53
Endler-Zweymüller	43
Friedrichsfeld	20
Judet	11
Aesculap	11
Mecron	8
Mittelmeier	7
Andere	5
	ges 329

Diese Relation verschiedener Prothesentypen gilt lediglich
und spezifisch für das Jahr 1983 und weicht von den Jahren
zuvor, aber auch vom Jahr 1984 wesentlich ab.

Auch wenn die Behandlung im wesentlichen die Empfehlungen
von BOPP, COTTA, HEIPERTZ, MITTELMEIER, SCHLEGEL u.a. zum
Inhalt hat und nach operativer Wiederherstellung der Gelenk-
mechanik die Wiedergewinnung einer einwandfreien Gelenkdy-
namik anstrebt, bleibt es natürlich nicht aus, daß im Laufe
der Behandlung von über 5000 Hüfttotalendoprothesenträgern
in den vergangenen 6 Jahren, eine hausinterne Version entstanden ist, die in allen Einzelheiten hier nicht dargestellt werden kann.

Abgesehen von den individuellen Voraussetzungen und besonderen Empfehlungen des jeweiligen Operateurs, die wir zu beachten haben, sind wir der Auffassung, daß die Beweglichkeit
des Hüftgelenkes in dem Umfang angestrebt werden soll, der
zum Sitzen und zum aufrechten Gehen und Gewährleistung der
persönlichen Hygiene erforderlich ist.
Damit erübrigen sich alle Übungen, die Adduktion oder eine
Rotation zum Inhalt haben. Bei Beuge/Streckübungen des Gelenkes wird durch Kniebeugung der Hebelarm verkürzt und damit
der Gelenkdruck reduziert. Unter Ausgleich der Lordose
durch Anbeugung der angenommen gesunden Seite, kann in
0° Position der operierten Hüfte auch isometrisch für Kräfti-
gung der gesamten Beinmuskulatur gesorgt werden. Der Ausgleich der Lordose kann in Seitenlage ebenfalls durch Beugung der gegenseitigen Hüfte erreicht werden, wobei die Abduktoren, im besonderen der Glutaes medius trainiert werden.

Der Therapeut stützt das Bein, um den Gelenkdruck herabzu-
setzen und die Abduktoren nicht maximal zu fordern. Die
Muskelkräftigung kann individuell dosiert, auch im Schlin-
gentisch oder im Bewegungsbad erfolgen.

Während wir die verstärkte Beugung über 90° hinaus in der
frühen postoperativen Phase wegen der destabilisierenden und
luxationsfördernden Möglichkeit in der Krankengymnastik nicht
anstreben, halten wir die Streckung des Prothesengelenkes
über 0° hinaus schon aus anatomischen Gründen für problematisch.
Anatomisch betrachtet führt die operative Kapsulektomie über
die Durchtrennung des kräftigen Ligamentum iliofemorale
zum Entzug jeglicher passiver Stabilisierung bzw. zur Elemi-
nierung jenes komplexen Bandapparates, der mit Längs- und
Querzug, lauf LANG und WACHSMUTH, die Hemmung von Außenro-
tation, Dorsalflexion und Adduktion zur Aufgabe hat.

Zur Stabilisierung in der Endphase der Belastung   in der
physiologischerweise das Hüftgelenk des belasteten Beines
in Überstreckung geführt wird und zur Vorbringung zu Beginn
der Schwungphase und für die Beckenrotation kommt dem Ligamentum iliofemorale eine wesentliche Bedeutung zu.
Der Hüftgelenksoperierte gleicht häufig instinktiv die
fehlende passive ligamentäre Stabilität im vorderen Kapsel-
anteil durch Umgehung der Überstreckung beim Stehen und
Gehen aus. Auch Rotationen werden gerne über dem Vorfuß ab-
gewickelt.

Daraus resultiert mit der Zeit eine endgradige Beugekontrak-
tur mit passiver hüftstabilisierender Wirkung, aber auch
statischer Überlastung der Lendenwirbelsäule. Der Hüft-TEP-
Träger braucht zur Erzielung eines unauffälligen Gangbildes
eine überdurchschnittliche kompensatorische Funktion seiner
Hüftmuskulatur, die leider nach jahrelanger Arthrosenanam-
nese meist nicht gegeben ist.

Die operationsbedingte Traumatisierung des Musculus glutaeus
medius spielt oft erschwerend eine wichtige Rolle. Elek-
tromyographisch kann 3 Monate und länger nach der Operation
ein pathologischer Kurvenverlauf auf der operierten Seite
nachgewiesen werden. Auf Einzelheiten der z.Zt. noch laufenden Studie möchte ich nicht eingehen und verweise u.a. auch
auf die Publikationen von HIRSCH - über die Ganganalyse -
und SCHENKEL - die EMG des Glutaeus medius - hin.

Unserer Erfahrung nach wirkt sich jede zusätzlich erzeugte
muskuläre Insuffizienz, wie z.B. durch Reinsertionsprobleme
der Glutäen oder eine komplette Psoasmyotomie, auf das

Gangbild nachteilig aus. In den ersten 3 postoperativen
Monaten empfehlen wir die langsam ansteigende Teilbelastung
des operierten Hüftgelenkes an zwei Unterarmstockstützen.

Zugegeben stellt die Hüfttotalendoprothese die Anpassungs-
fähigkeit des Knochens vor Aufgaben, die in diesem Zeitraum
noch nicht voll abgeschlossen sein können. Bekanntlich ist
das Bauprinzip des Knochens, wie PAUWELS sehr anschaulich
darstellte, durch die Größenverteilung der Spannungen bestimmt. Diese verändern sich nach Einbringung einer Totalendoprothese. Demzufolge, aber auch aufgrund experimentel-
ler Untersuchungen von BIEHL aus dem Jahre 1974, auf die
MITTELMEIER 1984 erneut hinwies, rechnen wir innerhalb der
ersten 3 Monate nach Implantation der zementfreien Totalendoprothese noch mit einer Reparationsphase. Eine gemäßigte
Beanspruchung des Gelenkes und des Knochens durch das
Trainingsprogramm in dieser Phase erscheint als formativer
Reiz sinnvoll, um auch der Spongiosierung im Schaftbereich
entgegen zu wirken.

Auf Schwierigkeiten der strengen Teilbelastung möchte ich
hier nicht eingehen, jedoch erwähnen, daß Patienten mit
fortgeschrittener Cerebralsklerose, im besonderen aber mit
Parkinsonismus aus Koordinationsgründen nicht in der Lage
sind, Gehstützen in ihren Gehvorgang zu integrieren.
Recht problematisch, gar teilweise unzumutbar, ist die lange
Entlastung des operierten Hüftgelenkes für Patienten mit
schweren entzündlichen und degenerativen Veränderungen der
oberen Gliedmaßen ohne oder mit Gelenkersatz, gleich welche
Gehhilfe auch eingesetzt wird.

Zu der Gehschulung gehört u.a. auch die Gewöhnung an verschiedene Bodenbeschaffenheiten sowie Überwindung von Stufen,
Bordsteinen und Treppen.

Abschließend soll an kleine Hilfen wie Strumpf- oder Schuh-
anzieher, verlängerter Kehrvorrichtung für den Haushalt, an-
gepaßte Sitzmöbel und im Falle eines Femoralisschadens Versorgung mit einem Hilfsmittel, hier die Kettwiger Beinor-
these mit lösbarer Kniesperre und viele andere Hilfen er-
innert werden, die für den Alltag des Operierten eine Er-
leichterung bedeuten können.

Die berufliche Wiedereingliederung von relativ jungen Patienten mit zementfreien Totalendoprothesen stößt auf ähnliche Probleme, wie die von Patienten mit zementierten Totalendoprothesen, so daß häufig berufsfördernde Maßnahmen
mit wechselndem Erfolg notwendig werden.

Literaturverzeichnis:

BIEHL, G., HARM, J., MÄUSLE, E.
Tierexperimentelle und histologische Untersuchungen über
die Anpassungsvorgänge des Knochens nach der Implantation
von Tragrippenendoprothesen
Arch. Orthop. Unfall-Chir. 81 (1975) 105

BOPP, H.M.
Postoperative Behandlung nach Alloarthroplastik des Hüft-
gelenkes
Schwarzeck Verlag München (1975)

COTTA, H., HEIPERTZ, W., TEIRIG-LEUBE, H.
Lehrbuch der Krankengymnastik
Georg Thieme Verlag Stuttgart (1972)

HIRSCH, C., GOLDIE, I.
Gangstudien nach intertrochantärer Osteotomie bei Coxarthro-
sen
Z. Orthop. 107 (1970) 176

LANG, J., WACHSMUTH, W.
Praktische Anatomie, Bein und Statik
Springer Verlag, Berlin-Heidelberg-New York (1972)

LOWELL, J. et all
Die Bedeutung des Diphosphonats bei der Prophylaxe hetero-
gener Ossifikation nach totalem Hüftgelenksersatz
EHDP Urban und Schwarzenberg, München-Wien-Baltimore (1982)
173

MITTELMEIER, H.
Hüftgelenksersatz bei jungen Menschen
Z. Orthop. 122 (1984) 20

PAUWELS, F.R.
Kurzer Überblick über die mechanische Beanspruchung des
Knochens und ihre Bedeutung für die funktionelle Anpassung
Z. Orthop. 111 (1973) 681

SCHENKEL, Chr.
Das Fächersymptom des Musculus glutaeus medius bei Hüfttotal-
endoprothesen. Eine elektromyographische Untersuchung.
Z. Orthop. 110 (1972) 363

SCHLEGEL, K.F.
Vorwort zu BOPP postoperativer Behandlung nach Alloarthro-
plastik des Hüftgelenkes
Schwarzeck Verlag München (1975)

ERFAHRUNGSBERICHT ÜBER DIE JUDET-ENDOPROTHESE
ANHAND VON 600 OPERIERTEN HÜFTEN

von M. ARCQ
(Abteilung Orthopädie der Ruhr-Universität Bochum
im St. Anna-Hospital Herne-Wanne-Eickel(.

I. EINLEITUNG

Wir benutzen die JUDET-Endoprothese seit Ende 1977
und haben seit dieser Zeit über 600 Hüften operiert.
In der vorliegenden Arbeit wurden 390 Fälle nachuntersucht, die bis Ende 1983 operiert wurden (Beobachtungszeit von mindestens einem Jahr) und die, um
eine einheitliche Statistik zu gewährleisten, das
Operationsgut eines einzigen Operateurs darstellen
(s. Tab. I).

Die Überlegungen, die uns zur Benutzung einer zementfreien Endoprothese geführt haben sind die gleichen,
wie für alle Operateure, die diesen Weg eingeschlagen
haben: es war und es ist die zu hohe Lockerungsrate
der mit Knochenzement verankerten Prothesen, eine
Lockerungsrate, die bei zunehmender Implantations-
dauer weiter ansteigt, so daß deren Verwendung bei
jüngeren Patienten kaum gerechtfertigt ist.

Wir haben uns seinerzeit für die JUDET-Endoprothese
entschlossen aus zweierlei Gründen: die Form der
Prothese einerseits und deren Oberflächenbeschaffen-
heit andererseits (s. ABB. 1).

1. Die Form der Prothese

Die Pfanne ist zylindrisch und bietet somit eine sehr
gute Haftung an (ein Zylinder haftet rein mechanisch
besser als ein Konus oder als eine Sphäre).
In der zylindrischen metallischen Hülle ist eine
Polyäthylengelenkpfanne eingebaut, die bei Bedarf
ausgewechselt werden könnte, ohne daß der metallische
Teil der Prothese aus dem Knochen zu entfernen ist
(eine Eventualität allerdings, die uns bis jetzt
glücklicherweise nicht vorgekommen ist). Der Prothesenschaft bietet in Höhe des Trochanter major einen
flügelartigen Aufbau, welcher die Rotationsstabili-
sierung sichert.

2. Die Oberfläche der Prothese

Die Oberfläche ist wabenähnlich, porös, alveolär
gestaltet, mit Ausbuchtungen in Größen zwischen
200 µ und 2 mm in der Länge, 1-2 mm in der Tiefe,
so daß der Knochen innerhalb dieser Aushöhlungen
hineinwachsen kann und somit eine sekundär-biolo-
gische Verankerung sichert.

TABELLE I		PATIENTENGUT

```
TABELLE   I                    PATIENTENGUT
ENDE 1977 BIS ENDE 1984 :      600 JUDET-HÜFT-TEP
NACHUNTERSUCHUNGEN      :       390 FÄLLE (1978 - 1983)

DAVON       263 :  PRIMÄRE OP
             77 :  VOROPERIERTE HÜFTE
             50 :  PROTHESENAUSTAUSCH-OP

ALTER Ø  :    59 JAHRE (22 JAHRE BIS 82 JAHRE)
FRAUEN   :  254       MÄNNER :   136
LINKS    :  181       RECHTS :   209  (BEIDSEITS 35)

BEOBACHTUNGSZEIT  :  3,5 JAHRE (1 BIS 6 JAHRE)
```

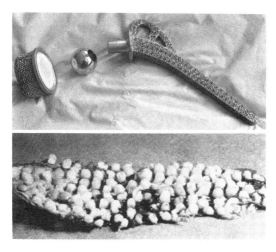

Abb. 1 : JUDET-Endoprothese: Design und Oberflächen-
         beschaffenheit

a) Die Pfanne besteht aus einer zylindrischen Hülle aus
   Metall, die eine Polyäthylenpfanne beinhaltet.
   Der Femuranteil der Prothese läßt in der Trochanter-
   major-Höhe einen flügelartigen Aufbau erkennen.
   Die wabenähnliche Oberfläche der Prothese besteht
   aus Ausbuchtungen (200 u bis zu 2 mm in der Länge,
   1-2 mm in der Tiefe.

b) Diese anläßlich eines Prothesenwechsels gewonnene
   Membrane verdeutlicht das Prinzip der biologischen
   Verankerung der Prothese durch das Hineinwachsen
   des Knochens innerhalb der Ausbuchtungen der
   Prothesenoberfläche.

II. OPERATIONSTECHNIK, POSTOPERATIVE NACHBEHANDLUNG UND DEREN BEDEUTUNG FÜR DIE VERANKERUNG DER PROTHESE

Die Verankerung eines endoprothetischen Implantates kann (in Anlehnung an WILLERT) in 3 Stadien unterteilt werden:

1. Die intraoperative mechanische Verankerung
2. Die biologische, knöcherne Verankerung
3. Die Stabilisationsphase

1. Die unmittelbare intraoperative mechanische Stabilisierung ist u.E. von entscheidender Bedeutung für den Erfolg der Operation. Sie ermöglicht die sofortige Einleitung der Bewegungstherapie und die Frühmobilisation des Patienten (was naturgemäß sowohl für die spätere Funktion des Gelenkes als auch für die Thrombosegefahr von Bedeutung ist). Vor allem ist die intraoperative Verankerung unerläßlich für die sekundäre biologische, knöcherne Verankerung. Eine unzureichende intraoperative Stabilisierung gefährdet die sekundäre biologische Verankerung in ähnlicher Weise wie eine instabile Osteosynthese zur Pseudarthrose führt.
Zur intraoperativen Stabilisierung werden Schablonen verwendet, die eine exakte Vorbereitung des Knochenlagers ermöglichen, welches etwa 2 mm enger als der Durchmesser der prothetischen Elemente gestaltet wird. Bei Einhämmern der prothetischen Elemente entsteht dadurch automatisch eine Vorspannung, die die Stabilisierung sichert. Die Form der Prothese (zylindrische Pfanne, flügelartiger Aufbau des Prothesenschaftes) unterstützt noch diese Stabilisierung. Es kommt daher regelmäßig vor, daß bei guter Knochenbeschaffenheit die intraoperative Stabilisierung optimal wird.

Dieses ist naturgemäß bei Rekonstruktionsproblemen nicht möglich (Pfannendachplastik bei hoher Hüftluxation oder Hüftdysplasie, zerstörten arthritischen Pfannen, Knochenspananlagerungen bei Prothesenwechsel usw.) sowie bei schwerer Osteoporose. In solchen Fällen kann die Benutzung einer verschraubbaren Pfanne (mit Pfannenrand) eine zusätzliche Fixation bieten.

2. Sekundäre biologische, knöcherne Verankerung und postoperative Nachbehandlung

Die sekundäre biologische Verankerung der Prothese geschieht durch das Hineinwachsen des Knochens innerhalb der Ausbuchtungen der Prothesenoberfläche, was bei günstigen Fällen innerhalb von 6-8 Wochen

der Fall ist, bei ungünstigen Fällen bis zu 2 Monate
dauern kann.
Daher ist die postoperative Nachbehandlung direkt
von der intraoperativen mechanischen Stabilisierung
abhängig. Bei optimaler operativer Verankerung ist
eine Frühmobilisation erlaubt: der Patient steht
nach 5-7 Tagen auf, die Teilbelastung wird nach
Wundheilung eingeleitet, die Vollbelastung wird
nach 6-7 Wochen erlaubt.
Wenn die operative Stabilisierung mechanisch nicht
ausreicht, wird dementsprechend die Entlastungszeit
verlängert: Bettruhigstellung von 1-3 Wochen, Teilbelastung nach 4 Wochen, volle Belastung nach 10-12
Wochen.
Bei Bedarf (bei schwierigen Rekonstruktionsproblemen
mit Spongiosaanlagerungen, bei instabiler Montage
sowohl der Pfanne als auch des Schaftes) wurde sogar
eine Beckenbeingipsruhigstellung während 6 Wochen
eingehalten.

3. Die Stabilisationsphase

Diese definitive Stabilisierung einer Prothese
geschieht naturgemäß erst viel später, nachdem die
Architektur des umgebenden Knochens sich an die neuen
Belastungsverhältnisse angepaßt hat, was bis 12 Monate
postoperativ in Anspruch nehmen kann.
Während dieser Zeit werden gelegentlich vom Patienten
Belastungsbeschwerden geklagt (ein Spannungsgefühl
vor allem im Oberschenkelbereich wird nicht selten
beschrieben) ohne daß weder klinisch noch röntgenologisch Auffälligkeiten erhoben werden können.
Eine Beeinflussung dieser Stabilisierungsphase ist
therapeutisch nicht möglich. Bei Bedarf wird eine
relative Entlastung über längere Zeit hinaus (Benutzung
eines Gehstocks) empfohlen.

III. INDIKATION DER ZEMENTFREIEN JUDET-ENDOPROTHESE

1. Patientenalter

Aus den oben erwähnten Überlegungen über die Lockerungsrate bei zementierten Prothesen wurde am Anfang unserer
Erfahrung die zementfreie JUDET-Endoprothese grundsätzlich bei Patienten unter dem 70. Lebensjahr
verwendet, darüber hinaus wurden konventionelle
einzementierte Prothesen eingebaut.
In der Zwischenzeit scheint uns, aufgrund der guten
Erfahrungen, die wir mit der zementfreien Prothese
gemacht haben, die Verwendung von Knochenzement grundsätzlich überflüssig, so daß wir praktisch nur noch
zementfreie Endoprothesen gebrauchen. Wir benutzen
nach wie vor aufgrund der oben erwähnten Vorteile
bevorzugt als Standardmodell die JUDET-Endoprothese.

2. Spezielle Indikation

Die zementfreie JUDET-Endoprothese scheint uns,
unabhängig vom Alter, besonders geeignet bei folgenden
Indikationen:

a) Prothesenaustausch-Operationen (s. ABB. 2)
Nach Entfernung einer gelockerten zementierten
Prothese ist das Knochenlager vor allem im Pfannenbereich delabiert. Dies erfordert eine Rekonstruktion,
die durch Knochenspananlagerungen möglich ist (Knochenspäne aus dem Beckenkamm, bzw. aus der Knochenbank
oder beides). Dieses rekonstruierte Implantations-
lager heilt im Laufe der Zeit sehr gut.
Abgesehen davon, daß die Anwendung eines Knochenzementes in solchen Fällen oft·unmöglich erscheint
(in Abwesenheit eines ausreichenden Knochenlagers
ist jede Zementierung unmöglich), erfordert jede
erneute Einzementierung eine weitere Anfrischung des
Knochenlager-Verankerungsloches und somit eine weitere
Fragilisierung desselben. Eine derartige Kettenreaktion
führt oft zur erneuten Lockerung (nach Polster beträgt
die Lockerungsrate nach dem ersten Prothesenwechsel
23 %, nach dem zweiten 68 %, nach dem dritten 80 %).

b) Schwere Rekonstruktionen (s. ABB. 3)
Bei schweren anatomischen Verhältnissen (hohe Hüftluxation, Pfannendysplasien, arthritische Destruktionen
der vorderen oder der oberen Pfanne, vorausgegangene
subtrochantäre oder intertrochantere Osteotomien)
ermöglicht wieder die zementfreie Endoprothese einen
Knochenaufbau. Dieses gilt besonders für schwere
Rekonstruktionen der Pfanne, wo nicht selten eine
Pfannendachplastik bzw. ein Pfannenbodenaufbau notwendig ist. Wiederum ist hier die Anwendung von
Knochenzement schon aus operationstechnischen Gründen
ungünstig, da die Kittmasse sich zwischen den angelegten Knochenspänen bzw. innerhalb der rekonstruierten
Stelle einmischt, und somit die Kallusbildung bzw.
einen Knochenaufbau verhindert. Hinzu kommt, daß in
solchen Fällen der einzige Vorteil der Einzementierung,
nämlich die Frühstabilisierung, verloren geht.

c) Osteoporose (s. ABB. 4)
Entgegen einer allgemein verbreiteten Meinung stellen
wir immer wieder fest, daß die zementfreie Endoprothese
gerade bei Osteoporose ihre Rechtfertigung findet.
Dabei werden die Knochenaufbauprozesse anscheinend
angeregt und man stellt im Laufe der Jahre eine immer
zunehmende Verdichtung und Verdickung des Knochens
fest, die sich röntgenologisch erkennen läßt. Dieses
gilt vor allem für rheumatische Hüften aber auch für
die idiopathische Altersosteoporose. Ein besonderes
Zeichen der Festigung ist die Konsolenbildung, die man

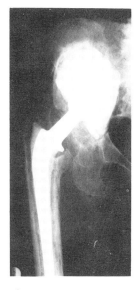

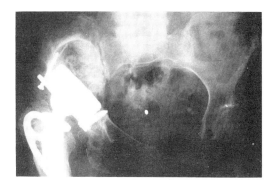

Abb.2: Pat. K., Helene, 59 J. alt
b) Einbau einer zementfreien Endoprothese vom Typ JUDET. Ausgiebige Rekonstruktion sowohl der
Beckenschaufel als auch des
Schaftes durch autologe u.homo-
loge Knochenspäne. Benutzung
einer verschraubbaren Pfanne.

a) Zustand nach dreimaliger Prothesenaustausch-OP mit
Einbau einer massiven Knochenzementmasse in Höhe
des Os ileum.

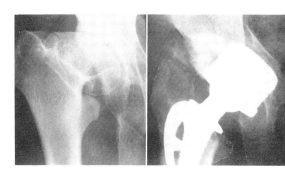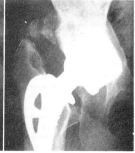

Abb. 3: Pat. Tr., Elisabeth, 55 J. alt
a) Schwere Coxarthrose.
b) Einbau einer JUDET-Endoprothese. Im Pfannenbereich
wird ein Bodendeckel entsprechend der Größe der Prothese vorbereitet u. die Pfanne wird danach in die
Tiefe eingeschlagen, um eine ausreichende Überdachung
der metallischen Hülle zu gewährleisten. Zusätzlich
werden im Pfannendachbereich Knochenspäne angelegt.
(Nach einer Originalmethode von JUDET).
c) 6 Monate nach der Operation läßt sich ein vollkom-
mener Umbau des Pfannenbodens erkennen. Die Stabilisierung ist gut.

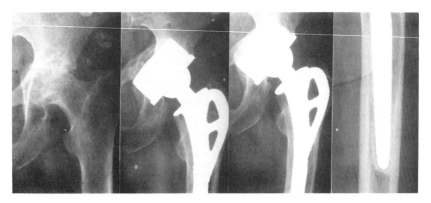

Abb. 4: Pat. M., Agnes, 72 Jahre alt
a) Ausgeprägte Osteoporose mit Pfannenbodenfraktur bei
   Vorhandensein einer chronischen Polyarthritis.
b) Tiefer Einbau der Pfanne mit intraoperativer Schaft-
   Pfannenfraktur. Auffüllung des Pfannenbodens mit
   autologen Knochenspänen.
c) Die Ausheilung erfolgt ohne Schwierigkeiten sowohl
   im Pfannenbereich als auch im Bereich des Schaftes.
d) An der Spitze des Prothesenschaftes läßt sich eine
   Konsolenbildung erkennen, die als Konsolidierung
   der Verankerung zu deuten ist.

TAB. III	ERGEBNISSE (JE NACH VORBEHANDLUNG)			
	GUT - SEHR-GUT	MÄSSIG	SCHLECHT	†
1. OP 263 FÄLLE	236 = (89,73%)	20 = (7,6%)	3 = (1,14%)	4 = (1,52%)
2. OP 77 FÄLLE	51 = (66,23%)	18 = (23,37%)	6 = (7,79%)	2 = (2,59%)
TEP-WECHS. 50 FÄLLE	29 = (58%)	15 = (30%)	5 = (10%)	1 = (2%)

nicht selten an der Spitze des Prothesenschaftes findet.

IV. ERGEBNISSE UND KOMPLIKATIONEN (s. Tab. II, III, IV)

Die gesamten Ergebnisse der nachgeprüften Fälle sind in Tab. II-IV zusammengefaßt.
Wir müssen hier betonen, daß es sich tatsächlich noch um Frühergebnisse handelt (durchschnittliche Beobachtungszeit 3,5 Jahre).
Wir haben bis heute auch bei früher eingepflanzten Prothesen kaum Lockerungen beobachtet, wenn man von Sonderfällen absieht, die operationstechnisch bedingt gewesen sind (hohe Hüftluxation bzw. schwere Rekonstruktion bei sklerotischem Knochenlager oder auch Verwendung von zu kleinen Prothesen bei schwergewichtigen Patienten).
Naturgemäß sind die besten Ergebnisse bei primärer Operation zu finden (s. Tab. III): voroperierte Fälle (Prothesenaustausch-Operationen, Zustand nach Arthrodese usw.) sind vorbelastet und deren Ergebnis dementsprechend auch schlechter.
Die Frühlockerungen, die wir erlebt haben, konnten anläßlich einer erneuten Operation (Prothesenentfernung und erneuter Einbau eines größeren Modells) beseitigt werden. Dabei konnten wir feststellen, daß die biologische Verträglichkeit der Implantate trotz vorausgegangener Lockerung erstaunlich gut war (das Knochenlager ließ eine reaktive Membrane erkennen, in der Regel ohne jegliche Metallose, und vor allem ohne dem bei zementierten Prothesen bekannten Knochenzementmehl). Es ist noch zu erwähnen, daß die Operationstechnik bei gelockerten zementfreien Prothesen im Bereich des Femurschaftes erheblich erleichtert wird, dadurch, daß die schwierige und langwierige Entfernung des tiefliegenden Zementes nicht notwendig ist.
Die Frühinfektionen (Rezidiv nach Prothesenentfernung wegen Infektion bzw. voroperierter Hüfte) wurden durch Entfernung der Prothese ausgeheilt. Ein erneuter Einbau wurde bei diesen Fällen bisher nicht durchgeführt, zum Teil aufgrund der erhöhten erneuten Infektionsgefahr, z.T. weil die Patienten sich mit ihrem jetzigen Zustand zufrieden geben.
Die intraoperative Schaftfraktur, die dadurch entsteht, daß der Prothesenschaft unter massivem Druck eingehämmert wird, wird hier nur der Vollständigkeit halber erwähnt. Sie hat sich in der Tat nie als echte Komplikation erwiesen, da sie die postoperative Behandlung nicht beeinträchtigte einerseits, und da die röntgenologisch feststellbare Konsolidierung der Prothese durch die angereizte Kallusbildung unbeeinträchtigt erscheint.

TAB. II :   ERGEBNISSE BEI 390 JUDET-TEP

DIAGNOSE		GUT ODER SEHR GUT	MÄSSIG	MISSERFOLG	†
COXARTHROSE	211	181	20	6	4
ARTHRITIS	59	52	6	1	-
POSTTRAUM. FOLGEN	27	21	3	1	2
IDIOPATH. HÜFTKOPFNEKR.	33	26	6	1	-
ARTHRODESE	10	6	3	1	-
TEP-WECHSEL	50	29	15	5	1
GESAMT	390		53	14	7
%	100%	81,02%	13,58%	3,58%	1,79%

TAB. IV   KOMPLIKATIONEN

ALLGEMEINE:

THROMBOSE - LUNGENEMBOLIE - HERZVERS. - PNEUMONIE 27/7+

SPEZIFISCHE:

FRÜHINFEKTIONEN: 4 (2 REZIDIV NACH TEP-WECHSEL)
                        (2 VOROPERIERTE HÜFTEN)

LOCKERUNGEN: 4 (2 FRÜHLOCKERUNGEN,
                        1 SPÄTLOCKERUNG,
                        1 RÖ.-SPÄTLOCKERUNG)

PERIARTIKULÄRE
VERKNÖCHERUNGEN: 48 (CA 1=28, CA 2=12, CA 3=8)

GEFÄSSVERLETZUNGEN: 2

NERVENVERLETZUNGEN: 6 (2 DEFINITIVE)

INTRAOPERATIVE
SCHAFTFRAKTUR: 16

PROTHESEN-
SCHAFTBRUCH: 1

V. ZUSAMMENFASSUNG

1. Die Ergebnisse nach Implantation einer JUDET- Endoprothese sind ermutigend. Bei einem ausgewählten
Krankengut von 390 nachuntersuchten operierten Hüften
konnten über 81 % gut bis sehr gute Ergebnisse regi-
striert werden. Die besten Ergebnisse sind nach wie
vor bei primären Operationen feststellbar, die schlech-
teren naturgemäß bei sekundären Eingriffen.

2. Die sogenannten aseptischen Lockerungen sind in
unserem Krankengut sehr selten gewesen (4 Fälle).
Sie sind alle aufgrund mechanischer operationstech-
nischer Schwierigkeiten oder Fehler zu interpretieren
(hohe Hüftluxationen, schwere Rekonstruktionen bei
sklerotischem Knochenlager oder auch die Wahl eines
für das Gewicht des betroffenen Patienten zu kleinen
prothetischen Elementes).

Wir möchten allerdings betonen, daß es sich hier noch
um relativ frühe Ergebnisse handelt (durchschnittliche
Beobachtungszeit von 3 Jahren, bei mindestens einem
Jahr Abstand). Dennoch auch bei den Fällen, die über
6 Jahre zurückliegen, sind keine sogenannten Spätlockerungen eingetreten. Dieses bestätigt die von
JUDET gemachte Erfahrung und rechtfertigt die Hoffnung,
daß die Verankerung der zementfreien Prothesen mit der
Zeit immer weiter fester wird.

3. Aufgrund der guten Erfahrungen, die wir mit der
zementfreien Prothese gemacht haben, scheint uns die
Verwendung von Knochenzement geradezu überflüssig,
so daß wir zementfreie Prothesen auch bei älteren
Patienten verwenden.

Unabhängig vom Alter scheint uns jedoch die Verwendung
der zementfreien JUDET-Prothese besonders geeignet
bei Prothesenaustausch-Operationen, bei schweren

Konstruktionsproblemen und bei Osteoporose.

Prof. Dr. med. M. ARCQ
Abteilung Orthopädie
der Ruhr-Universität Bochum
im St. Anna-Hospital Herne 2

Ergebnisse und Probleme mit der Keramiktotalendoprothese nach Mittelmeier

K.-P. Schulitz, G. Lenz, G. Roggenland

Auf der Suche nach einer zementfrei zu implantierenden
Totalendoprothese stellte MITTELMEIER 1969 eine Keramikver-
bundendoprothese. Als Werkstoff von Hüftpfanne und Prothe-
senkopf diente die äußerst abriebarme Aluminium-Oxyd-Keramik. Der Prothesenschaft (Stieltyp I) bestand demgegenüber
aus einer Kobaltlegierung und wies wie die Pfanne zirkuläre
Tragrippen zur Oberflächenvergrößerung und zur stabilen Verankerung im Knochen auf.
Die einem Stumpfkegel ähnelnde Außenform der Pfanne ist der
Facies semilunaris des Acetabulum angeglichen. Das konische
Außengewinde hat eine Selbstschneidewirkung bei dem Ver-
schrauben in den kortikalen Knochen des Acetabulum. Das Einbringen des Schaftes geschieht unter gleichzeitigem Austam-
ponieren des proximalen Femuranteiles mit spongiösem Material.
Nach den ersten Implantationen, beginnend im Jahre 1973,
gaben sowohl vermehrte intraoperative Schaftsprengungen wie
auch vorzeitig auftretende Rotationslockerungen Anlaß zur
Modifikation des Prothesenstieles. An der Unterseite des
Prothesenkragens wurden zusätzliche Rippen angebracht. Durch
vier Längsrippen erzielte man ein Doppel-Y-Profil. Zusätzliche muldenförmige Vertiefungen verliehen dem Stieltyp II
eine Wabenform (Abb. 1). Eine flügelförmige Leiste auf der
Lateralfläche sollte zudem eine sichere Rotationsverankerung
im Trochantermassiv gewährleisten. Der Stieltyp II wurde ab
Dezember 1976 zementfrei implantiert und bestand aus einer
Kobalt-Chrom-Molybden-Gußlegierung (Endocast), die eine aus-
gezeichnete Biokompatibilität aufweist (MITTELMEIER 1978).

Speziell für ältere Patienten und auch für Austauschoperationen stellte MITTELMEIER alternativ eine zementierbare
Keramikverbundprothese (Xenophor) mit hemisphärisch geform-
ter Keramikpfanne und rippenlosem Prothesenstiel zur Verfügung.
1978 publizierte MITTELMEIER die ersten Ergebnisse von 142
selbsttragend implantierten Keramikprothesen. Schaftsprengungen und 12,6 % Lockerungen stellten die wesentlichen spezifischen Komplikationen dar. Neuere Mitteilungen (MITTEL-
MEIER 1981) ergaben in 99,3 % eine stabile Pfannenverankerung und in etwa 96 % den festen knöchernen Einbau des
Stieltyps II.
Aufgrund der guten Ergebnisse begannen wir im Jahre 1976
ebenfalls mit der Implantation der Mittelmeier-Prothese. Inzwischen verfügen wir über eine mehr als 8jährige Erfahrung
über das weitere Schicksal von insgesamt 146 implantierten
Keramiktotalendoprothesen. Aufgrund der unterschiedlichen
Prothesentypen müssen zwei Kollektive unterschieden werden,
die sich letztlich aus den unterschiedlichen Schafttypen
ergeben. 143 Patienten hatten selbsttragende Pfannen. Bei

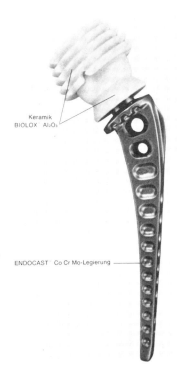

Keramik
BIOLOX Al₂O₃

ENDOCAST Co Cr Mo-Legierung

Abb. 1   Keramiktotalendoprothese Typ Mittelmeier
mit Stieltyp II

107 Patienten wurde auch der Schaft freitragend (Stieltyp
II) eingebracht, während bei dem zweiten Kollektiv bei 39
Hüften der Schaft und bei 3 Patienten auch die Pfanne zemen-
tiert wurde (Tab. 1).

TEP – GESAMT   (n = 146)

	SCHAFT	PFANNE
SELBSTTRAGEND	107	143
ZEMENTIERT	39	3
GESAMT	146	146

ORTHOP. D'DORF

Tab. 1   Anteil der zementierten und selbsttragenden Prothe-
senelemente bezogen auf das Gesamtkrankengut

Die letztlich geringe Zahl der eingebrachten Prothesen ergibt sich aus der damaligen Indikation, insbesondere jüngere Patienten mit diesem Typ der Prothese zu versorgen, da die Forderung bestand, das operierte Hüftgelenk 3 Monate zu entlasten, was man den alten Patienten zunächst nicht zumuten wollte. Dementsprechend lag das Durchschnittsalter aller Patienten bei 48 Jahren, der jüngste Patient war 18 Jahre, der älteste 76 Jahre.

Die Operationsindikation ergab sich in 34 % durch primäre Coxarthrosen, in 24 % durch Hüftkopfnekrosen und in 13 % durch Dysplasiecoxarthrosen. Sekundäre Arthrosen nach Epiphysenlösungen, rheumatische und posttraumatische Coxarthrosen waren seltener vertreten.

Da bei der Verankerung der Pfanne mehr der Ring des Acetabulum als der Pfannenboden selbsttragende Funktion übernimmt, eignet sich die eingeschraubte Pfanne vor allen Dingen für Protrusionshüften, bei denen normalerweise eine sehr starke Tendenz zur Hüftauslockerung besteht. Gleichzeitig wird bei derartigen Veränderungen eine Pfannenbodenplastik mit autologer Spongiosa durchgeführt (Abb. 2).

Dasselbe gilt auch für Re-Operationen, wenn aufgrund der erheblichen Resorption des Pfannenbodens eine sichere Implantation mit einer einzementierten Pfanne fraglich erscheint. In diesen Fällen füllen wir ebenfalls den Pfannboden gleichzeitig mit Spongiosa auf.

Wie weit haben nun die Keramikendoprothesen unsere Erwartungen erfüllt?

Von 146 Prothesen konnten wir 108 bis insgesamt 8 Jahre postoperativ nachuntersuchen. Der größte Teil der Nachuntersuchungen erfolgte in der Phase zwischen 5 und 8 Jahren postoperativ (Abb. 3).

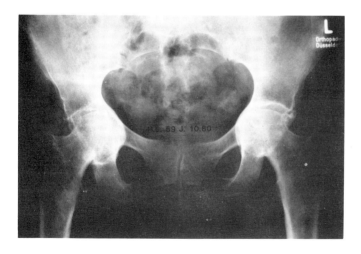

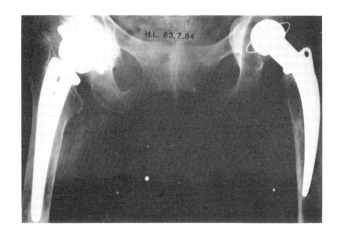

Abb. 2   Endoprothetischer Ersatz einer Protrusionscoxarthro-
se rechts durch die Keramiktotalendoprothese und
gleichzeitiger Pfannenbodenplastik mit autologer
Spongiosa. Im weiteren Verlauf guter knöcherner Einbau der Keramikpfanne.

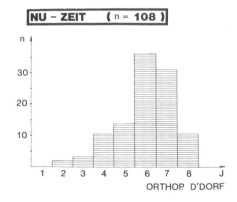

Abb. 3   Verteilung der Nachuntersuchungsintervalle

Von den 108 nachkontrollierten Prothesen waren 82 zementlos implantiert worden, während bei 26 Prothesen der Schaft
zementiert werden mußte bei selbsttragender Keramikpfanne.
Insgesamt sind also 82 selbsttragende Schäfte und 108
selbsttragende Pfannen nachuntersucht worden (Tab. 2).

Es muß gesagt werden, daß wir nicht die guten Ergebnisse
hatten, über die MITTELMEIER 1981 bei einem etwa gleich-
langen Zeitraum mit durchschnittlich 6 Jahren postoperativ
berichtete. Er erreichte in 99 % der Fälle eine stabile Verankerung der Pfanne und in 96 % den festen knöchernen Einbau
des Schaftes.

Die Operationen sind vorwiegend in den ersten Jahren in unserem Kollektiv nicht ganz ohne Komplikationen abgelaufen. Wir hatten 6 intraoperative Schaftsprengungen, die wir nicht als ernste Komplikation ansehen. Nach Anlegen einer Drahtcerclage kam es in allen Fällen zu einer soliden ossären Verankerung des eingebrachten selbsttragenden Schaftes. Diese Komplikation können wir fast als einzige spezifische Komplikation für die Keramikendoprothese ansehen. Als weniger spezifische Komplikationen hatten wir 4 postoperative Luxationen, 3 Phlebothrombosen, 3 Femoralispasresen, von denen sich 2 zurückbildeten, und 2 gastrointestinale Komplikationen.
Darüberhinaus traten in 13 Fällen ausgeprägte periartikuläre Verkalkungen auf, die die Funktion zum Teil erheblich beeinträchtigten.

KERAMIK – TEP (n = 146)	OP	NU
SELBSTTRAGENDER SCHAFT U. PFANNE	107	82
ZEMENTIERTER SCHAFT, SELBSTTRAGENDE PFANNE	36	26
ZEMENTIERTER SCHAFT U. PFANNE	3	0
GESAMT:	146	108

ORTHOP. D'DORF

Tab. 2

In unserem Krankengut sind eine Reihe von aseptischen Lockerungen eingetreten. Insgesamt sind 11 Lockerungen zu verzeichnen, 7 aus dem Kollektiv der 82 selbsttragenden Endoprothesen und 4 gelockerte Hüften aus dem Kollektiv der 26 nur teilweise selbsttragenden Prothesen (Tab. 3).

Bezogen auf die 108 nachuntersuchten Prothesen bedeutet das eine Lockerungsquote von 10 %. In Bezug auf die ausnahmslos zementfrei implantierten Hüften sind 8 % und bezogen auf die nur teilweise zementfrei implantierten Hüften sind immerhin 15 % gelockerte Hüften zu verzeichnen (Tab. 4).

Die prozentuale Pfannenauslockerungsrate in Bezug auf die 108 zementlos implantierten Pfannen beträgt 4,6 %. Bei den zementlos eingesetzten Schäften ist die Lockerungsrate, bezogen auf insgesamt 82 zementlos implantierte Schäfte, bei 6 aseptischen Lockerungen immerhin 7,3 %. Aufgrund der Kriterien des Röntgenbildes wäre die Lockerungsrate eher höher

LOCKERUNGEN

TEP SELBSTTRAGEND	82	7 (8%)	3 P/S 3 S 1 P
SCHAFT ZEMENTIERT	26	4 (15%)	1 P/S 3 S
GESAMT	108	11 (10%)	

ORTHOP. D'DORF

Tab. 3

TEP –LOCKERUNGEN

	NU	LOCKERUNGEN
ZEMENTLOSE PFANNE	108	5 (4,6%)
ZEMENTLOSER SCHAFT	82	6 (7,3%)
ZEMENTIERTER SCHAFT	26	4 (15%)

ORTHOP. D'DORF

Tab. 4

einzustufen, da verschiedene Kriterien wie Saumbildungen und
Lysezeichen Lockerungen andeuteten, ohne daß diese Patienten
zum Zeitpunkt der Nachuntersuchung wesentliche Beschwerden
klagten.
Die Hüftgelenkserkrankungen waren in diesem Zusammenhang ohne nachweisbare Bedeutung.
Eine gesicherte Infektion war in unserem Krankengut nicht zu
verzeichnen.
Wir haben versucht zu eruieren, ob der röntgenologisch nachweisbare schlüssige oder nicht bündige Sitz des Prothesenschaftes im Markraum für die Schaftlockerung ursächlich verantwortlich zu machen ist. Das war jedoch nicht der Fall
(Tab. 5).
Auch die Stellung der Pfanne konnte für eine Lockerung nicht
verantwortlich gemacht werden (Tab. 6).

BÜNDIGER SITZ – LOCKERUNG (SCHAFT) (n = 82)		
	LOCKERUNG +	LOCKERUNG –
BÜNDIG +	3	42
BÜNDIG –	3	34

ORTHOP. D'DORF

Tab. 5

PFANNENEINGANGSWINKEL – LOCKERUNG (n = 108)		
	LOCKERUNG +	LOCKERUNG –
25°– 35°	2	16
36°– 45°	2	38
46°– 55°	1	40
56°– 65°	0	4

ORTHOP. D'DORF

Tab. 6

Wir haben bereits vor 3 Jahren eine Nachuntersuchung unserer Prothesen durchgeführt. Damals hatten wir den Eindruck, daß die nichtzementierten, also freitragenden Prothesen vor allen Dingen in den ersten beiden Jahren auslockerten, was wir seinerzeit als Operationsfehler ansahen. Jetzt müssen wir feststellen, daß die Prothesen über den ganzen Zeitablauf auslockern können (Abb. 4).
Im Gegensatz dazu scheint die einzementierte Prothese vorwiegend erst später auszulockern. Mit großer Wahrscheinlichkeit auf einen Implantationsfehler ist die Auslockerung bereits innerhalb des ersten Jahres zurückzuführen (Abb. 5).

Die Keramikprothese kann damit also nicht den Wunschtraum auf dauerhaften Sitz erfüllen. Die Hoffnung, daß eine selbsttragende Endoprothese, die einmal fest eingewachsen ist, nie wieder locker wird, trifft nach unseren Untersuchungen nicht zu.
Klinisch waren die übrigen 97 Patienten mit dem subjektiven Resultat jedoch sehr zufrieden. Nach den verschiedenen Kategorien sieht es folgendermaßen aus: Die überwiegende Anzahl

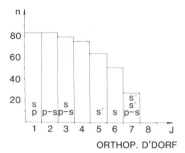

Abb. 4 Zeitpunkt der Auslockerung der selbsttragenden Pro-
thesenanteile (S=Schaft; P=Pfanne). Die Buchstaben
bezeichnen gleichzeitig die Anzahl wie auch den gelockerten Prothesenteil in Bezug zur jeweiligen
Gesamtpatientenzahl.

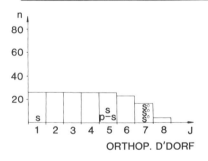

Abb. 5 Zeitpunkt der Auslockerung der zementierten Pro-
thesenanteile in Bezug zu dem jeweiligen Gesamtpa-
tientengut (P=Pfanne; S=Schaft).

von Patienten (92 %) ist sehr zufrieden, die meisten (6 %)
zufrieden und nur wenige (2 %) mit Einschränkung zufrieden
(Tab. 7).

SUBJEKTIVES URTEIL DER PATIENTEN (n = 97)		
S (n=76)	URTEIL	Z (n=21)
44	1	11
28	2	6
4	3	1
	4	2

ORTHOP. D'DORF

Tab. 7

Wenn wir das subjektive Resultat der Patienten mit selbsttragenden Prothesen mit denjenigen der zementierten Prothesen vergleichen, so sind die Ergebnisse der nichtzementierten allerdings keineswegs besser, haben vielleicht nur einen
geringen Vorsprung.
Ähnlich sieht es mit den Schmerzen aus. Nur wenige hatten
erträgliche Schmerzen mit limitierter Aktivität (Abb. 6).

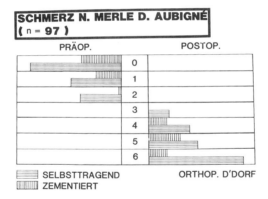

Abb. 6   Schmerzeinstufung nach Merle D'Aubigné (0=ständi-
ge Schmerzen; 6=absolute Beschwerdefreiheit).

Die funktionelle Aktivität nach Shephard läßt keinen Unterschied zwischen zementierten und nichtzementierten Prothesen erkennen. Die Ergebnisse entsprechen den zementierten Totalendoprothesen (Abb. 7).

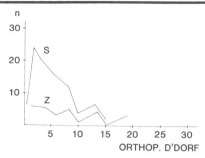

FUNKTIONELLE AKTIVITÄT NACH SHEPARD
(n = 108) (POSTOP.)

ORTHOP. D'DORF

Abb. 7 Funktionelle Aktivität: Präoperativ wiesen die Patienten durchschnittlich 17,4 Minuspunkte auf, postoperativ 7,7.

Was hat uns nun bewogen, von der Mittelmeier-Prothese auf
die Endler-Zweymüller-Prothese umzusteigen? Die Lockerungsrate an erster Stelle ist doch im Laufe der Zeit stark ange-
stiegen.
Nach unserer ersten Untersuchung im Jahre 1982, durchschnittlich 4 Jahre postoperativ, betrug die Pfannen- und
Schaftlockerung 3,8 bzw. 3,7 %. Durchschnittlich 6 Jahre
postoperativ beträgt sie demgegenüber bereits 4,6 bzw. 7,3%.
Erstaunlich hoch ist auch die Tendenz der Pfannenwanderung,
ohne daß zunächst einmal Lockerungszeichen vorliegen müssen
(Abb. 8).

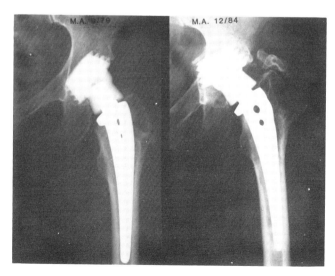

Abb. 8 Pfannenwanderung links 5 Jahre postoperativ

Wir fanden sie bisher unter den nachuntersuchten Patienten
8mal im Bereich der Pfanne. Dies ist zum Teil mit grotesken
Fehlstellungen verbunden. Wir glauben, daß dies letzten En-
des doch einmal in einem schlechten Ergebnis enden muß. Es
mag hierfür die Härte der Keramik im Vergleich zu den ela-
stischeren Knochen ausschlaggebend sein. Das Wandern der
Pfanne aufgrund von Knochenresorption scheint sich durchschnittlich nach 6 - 7 Jahren postoperativ in den meisten
Fällen anzudeuten.
In diesem vorliegenden Fall ist es letztlich auch aufgrund
der zunehmenden Fehlstellung der Pfanne zu einem Pfannen-
bruch gekommen (Abb. 9). In unserem gesamten Krankengut traten bisher 3 Pfannenbrüche auf.
Inwieweit nun die selbsttragende Prothese nach Endler-Zwey-
müller auf Dauer die in sie gesetzten Hoffnungen erfüllen
kann, bleibt abzuwarten.

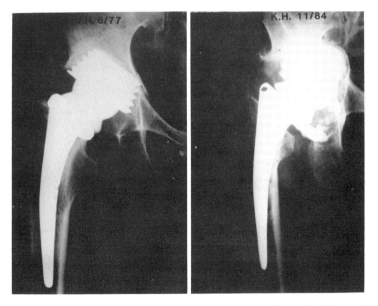

Abb. 9   Erhebliche Resorption des Acetabulum mit Pfannen-
         wanderung und -fraktur 7 Jahre postoperativ

Literaturverzeichnis

Mittelmeier, H.: Hüftalloplastik mit Keramik-Metall-Verbund-prothese. Osteo AG, Selzac 1978.

Mittelmeier, H.: Frühergebnis der Hüftalloplastik mit Kera-mik-Tragrippen-Endoprothesen. Z. Orthop. 116 (1978) 594.

Mittelmeier, H.: Implantate aus Aluminium-Oxyd-Keramik. Sonderdruck aus "Symposium über Biomaterialien", 5 (1981) 76

Anschrift der Autoren:

Prof. Dr. K.P. Schulitz
Direktor der Orthopädischen Klinik und Poliklinik
der Universität Düsseldorf
Moorenstraße 5
4000 Düsseldorf 1

"ZUM DERZEITIGEN STAND DER HÜFTENDOPROTHETIK"

"Theoretische Grundlagen sowie bisherige Ergebnisse des
FRIALIT-Systems"

D. Stock, Braunschweig

Die unterdessen vielerorts bekannten und anerkannten
Eigenschaften der Al_2O_3-Keramiken lassen uns bei den zementfreien Implantaten an der Werkstoffpaarung Keramik/Keramik
festhalten. Kurz zu den wichtigsten Eigenschaften:

Die Inertheit brachte im Tierversuch (1) eine günstige
Sarkomrate, die Implantate werden in situ infolge des
günstigen Benetzungswinkels durch Körperflüssigkeitsmoleküle
eingehüllt, für das körpereigene Immunsystem somit getarnt.(2)
Die Parameter für die gleichermaßen wichtigen mechanischen
Eigenschaften wurden in den vergangenen Jahren durch Erhöhung
der Reinheit, Reduzierung der mittleren Korngröße, Verbesserung der Korngrößenverteilung und Dichte optimiert.
Nach langjähriger Bewährung im Maschinen- und Apparatebau
bestätigten sich die günstigen mechanischen Eigenschaften
während der vergangenen 10 Jahre in vitro und in vivo. Die
Verschleißraten liegen um mehrere Größenordnungen geringer
als bei den sonst in der Endoprothetik üblichen Werkstoff-
kombinationen (3). Das trifft aber nur dann zu, wenn mit den
Implantaten korrekt umgegangen und diese exakt implantiert
werden. Bei Oberflächenverletzung oder kritischer Ver-
kleinerung der Kontaktfläche treten Druckspitzen auf, die
unter hoher Belastung zur Trockenreibung und Zerstörung
des Implantates führen. Das wir beim Streben, die Vorteile
der Biokeramiken mit wenig Kompromissen nutzbar zu machen,
nicht alleine stehen, erfuhren wir zum Jahreswechsel in
Japan, wo die biokeramischen Aktivitäten seit Jahren rege
sind und zur Verwendung - nicht nur am Hüftgelenk - führten.

Bei der Anwendung Al_2O_3-Keramiken erachten wir die Berücksichtigung biomechanischer Regeln als vordringlich. Allerdings scheinen unterschiedliche Auffassungen bei den theo-
retischen Grundlagen und deren Umsetzung in die Praxis zum
Erfolg zu führen. Bei der Lasteinleitung beschreiten die
meisten Endoprothesenkonstrukteure den Weg einer Minimierung
von Tangential- und Scherkräften durch Oberflächenvergrößerung. Lokale Relativbewegungen werden dadurch reduziert,
somit der Knochenlyse und der Auslockerung vorgebeugt. (Fig. 1)
Nachdem sich beim FRIALIT-Modell die Werkstoffpaarung
Keramik gegen Keramik an den articulierenden Flächen seit
1973 bewährt hat, suchten wir für die Lasteinleitung am
Schaft nach einer Lösung , die dem Prinzip der Pfanne ent-
sprach. Wegen der erforderlichen Biegebelastbarkeit entschlossen wir uns zur Verwendung von Titan, das hinsichtlich
seines inerten Verhaltens keine Nachteile bringt und bei den
physikalischen Eigenschaften die Anforderungen übertrifft (4).
Das Schaftdesign enthält Erfahrungen mit der Friedrichsfeld-
Pfanne und aus der Zahnmedizin (5). Die planen, senkrecht
zur Hauptlasteinleitung ausgerichteten Flächen übertragen am
physiologischen Ort der Lasteinleitung - Calcar femoris und

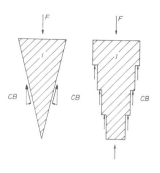

Fig. 1: Bei keilförmigen Implantaten treten an den Grenzflächen große Scherkräfte auf, während Stufenformen druckaufnehmende Strukturen bieten.

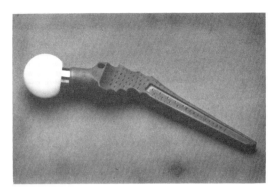

Fig. 2: BMO-Stufenschaft mit FRIALIT-Kugel

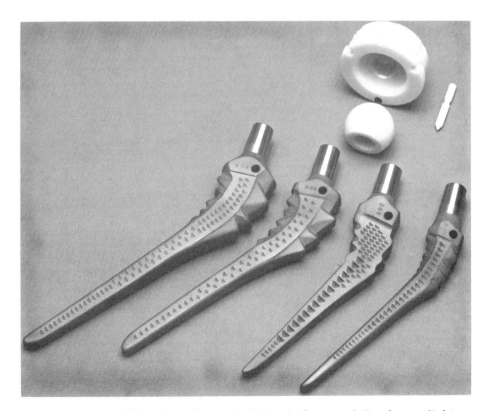

Fig. 3: FRIALIT Hüftendoprothese mit Schraubpfanne und Kugel aus dichter, hochreiner Al_2O_3-Keramik und BMO-Stufenschaft (4 Größen mit je 3 Halslängen) aus der vanadiumfreien TiAl5Fe2,5-Legierung.

Trochanter major - die auftretenden Kräfte auf die als (Fig. 2)
Zug- und Drucktrajektorien angeordneten Spongiosazüge. Der
distal von den Stufen liegende Implantatanteil wird nicht
zur Lasteinleitung herangezogen. Wir meinen, auf diese Art
eine kritische Zone problemlos zu umgehen, der physiologischen Elastizität der Femurcorticalis Rechnung zu tragen.
Die Rotationsstabilität der Endoprothesen wird gewährleistet
durch Schrägstellung der Stufen um bis zu 20°, nachdem wir
aus Tierversuchen wissen, daß eine Kippung der Stufen um bis
zu 20° vom Knochen toleriert wird und noch nicht zu schäd-
lichen, lysefördernden Scherkräften führt. Wir haben möglicherweise anfänglich das Verankerungsprinzip des Stufen-
schaftes überfordert. Es stand nur ein Standardschaft zur
Verfügung. Annehmend, daß die Stufen in jedem Fall die ein-
fließenden Kräfte über Spongiosazüge auf die Corticalis über-
tragenwürden, berücksichtigten wir nur teilweise die be-
grenzte Druckfestigkeit der Spongiosa. Bei den von uns er-
faßten Fällen einer Schaftlockerung bestand nach heutiger
Auffassung ein Mißverhältnis zwischen knöchernem und Endo-
prothesenschaft. Das jetzt komplette Schaftsortiment wird (Fig.3)
großvolumigen wie dysplastischen Femora gerecht. Die Abänderung der Operationstechnik könnte von gleicher Bedeutung sein. Anfänglich machten wir im Bereich des Markraumes in Höhe der distalen Endoprothesenhälfte reichlich
von Kugelfräsen Gebrauch, um Platz für eine valgische Posi-
tionierung der Schaftspitze zu schaffen. Mit den neuen Mark-
raumraspeln kann der Knochen gewebeschonend und zügig bear-
beitet werden. Die Formraspeln liefern eine hohe Paßgenauig-
keit und im Regelfall Primärstabilität, die frühzeitige Teilbelastung erlaubt.

Zu den Anwendern des Systems gehören unterdessen 22 Kliniken.
Ausgeliefert wurden bisher vom Herstellerwerk mehr als 2'000
Implantate. In der Braunschweiger Klinik haben wir die FRIA-
LIT-Endoprothesen bisher 124 mal implantiert. Bei uns bleibt
das zementlose Hüftimplantat der Altersgruppe der unter 60-
Jährigen mit primär- oder sekundärarthrotischen Veränderungen
vorbehalten, wenn gelenkerhaltende Eingriffe nicht mehr in
Frage kommen. Hauptindikation ist die Sekundärarthrose nach
Hüftdysplasien und Hüftkopfnekrosen. In der postoperativen
Phase lassen wir die Patienten mit primärstabilem Implantat
am 2. postoperativen Tag aufstehen. Nachfolgend wird mit
maximal 15 kg teilbelastet. Im übrigen wird die Gelenkfunktion
und die Muskulatur krankengymnastisch trainiert, wobei auf
Abstützung des Beines geachtet wird, um die das Implantat
belastenden Hebelkräfte so klein als möglich zu halten.

Im Rahmen einer Doktorarbeit wurden die seit März 1982 implantierten FRIALIT-Hüftendoprothesen kontrolliert. Bei den 77
nachuntersuchten Patienten traten drei Schaft- und eine
Pfannenlockerung auf. Das Beurteilungsschema nach Merle d'Au-
bignè ergab 58,8 % für die Gruppe vorzüglich, sehr gut und
gut, 39,6 % für befriedigend und erträglich, 1,3 % für
schlecht. Für die letzten beiden Gruppen sehen wir bei fehlenden Lockerungszeichen einen Zusammenhang mit Art und Ausmaß
der funktionellen Nachbehandlung. Seit wir vorzugsweise größer

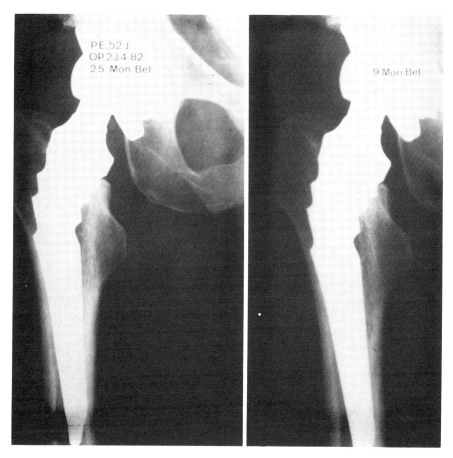

Fig. 4 Trabekulär ausgerichtete Spongiosaverdichtungen unter den medialen Stufen eines BMO-Stufenschaftes.

dimensionierte Schäfte verwenden, traten keine Auslockerungen mehr auf. Auffällig ist die Zahl der Patienten, die erst nach 1 1/2 Jahren schmerzfrei zu belasten begannen, was wir mit knöchernen Ein- bzw. Umbauvorgängen in Zusammenhang bringen. Die Röntgenbilder zeigen überwiegend die gleichen Befunde: Proximale Strukturverdichtungen an den lastaufnehmenden (Fig. 4) Zonen von Pfanne und Schaft, Osteoporose im sogenannten Last- schatten, an den distalen Implantatschäften gelegentlich zarte Aufhellungssäume , die - und das sei besonders betont - beim FRIALIT-Modell nicht mit einer Implantatlockerung gleichgesetzt werden können, sondern als Bestätigung des Funktionsprinzipes zu deuten sind. Wichtig für das problem- lose Einheilen der Endoprothesen erscheint neben der exakten Operationstechnik insbesondere die sachgerecht durchgeführte konsequente Krankengymnastik zu sein, die nicht zu forciertes Bewegungstraining, gezügelte Belastung und abgestützte Beine beim Muskeltraining zu beachten hat.

110

Unser optimistischer Ausblick in die Zukunft stützt sich
nicht nur auf die eigenen Ergebnisse. In zwei Anwenderklini-
ken mit etwa gleichen Implantationszahlen und -zeiten lag
der Anteil der guten und schlechten Ergebnisse günstiger als
bei uns, womit Tendenzen erkennbar werden, die wohl als Bestätigung des Konzeptes gelten können.

Zusammenfassung:
Mit zementlosen Endoprothesen soll eine wichtige Schwachstelle
der konventionellen Endoprothetik umgangen, bei Verwendung
von Keramikimplantaten die Langzeithaltbarkeit durch Reduzierung des Materialverschleißes auf ein Minimum angestrebt
werden. Beim FRIALIT-System erfolgt die Lasteinleitung über
plane, senkrecht zur Hauptlasteinleitungsrichtung ausgerichtete Flächen an physiologischer Stelle des Pfannenbodens und
der proximalen Femurspongiosa. Die implantatbedingte Belastung
des Knochens liegt im Bereich des Physiologischen, sie wird
so gering als möglich gehalten. Die Implantation der FRIALIT-
Prothesen erfordert ein hohes Maß an operativer Exaktheit,
was aber mit dem vorliegenden Instrumentarium gut zu bewerk-
stelligen ist. Die Ergebnisse einer Nachuntersuchung werden
hinsichtlich der Erfolge wie Mißerfolge diskutiert. Bei den
häufig während der ersten 1 1/2 auf die Operation folgenden
Jahre zu beobachtenden belastungsabhängigen Schmerzen ist
ein Zusammenhang mit knöchernen Umbauvorgängen wahrscheinlich. Für die Mißerfolge erscheint die Wahl der Implantat-
größe, die Operationstechnik und die postoperative Nachbehandlung von besonderer Wichtigkeit. Die auch aus anderen
Kliniken überwiegend positiven Erfahrungen werden als Bestätigung des Konstruktionsprinzipes gewertet.

Literaturverzeichnis:

(1) GRISS, P. u.a. : "Zur Frage der unspezifischen Sarkom-
    entstehung um Al_2O_3-keramische Implantate". Arch. Orthop.
    Unfall-Chir. 90 (1977), 29.

(2) HENCH, L. L. u. a. : "Bonding Mechanisms at the inter-
    face of ceramic prosthetic materials". J. Biomed. Mater.
    Res. Symp. II (1971), 117.

(3) HEIMKE, G.: "Oxid-Keramik in der Medizin". IDR. 17,1
    (1983).

(4) STOCK, D. u. a. : "Experimentelle Ergebnisse an Stufen-
    schäften aus Titan für Hüftendoprothesen". Z. Orthop.121
    (1983) 640 - 645.

(5) SCHULTE, W. u. a. : "Enousses implants of aluminium
    oxide ceramics - a 5 years study in humans". Congress of
    implantology and biomaterials in stomatology, Kyoto, 1980.

Anschrift des Verfassers:

Prof. Dr. D. Stock
Orthopädische Klinik Melverode
D 3300 Braunschweig

Klinische Erfahrungen mit dem PM-System

R. Parhofer Stadtkrankenhaus Memmingen

Probleme bei der zementlosen Implantation liegen bei
den bisher verfügbaren Modellen meist im Schaftbereich.
Die sehr individuell ausgeprägte
Form der Markhöhle und die vor-
gegebene Form des Prothesenschaftes
erschweren die notwendige Funktionseinheit zwischen Implantat und
Knochen.
Ohne diese Einheit können Beschwerden resultieren
1. durch eine lokale Druckreaktion
   oder häufiger
2. durch eine Instabilität des implantierten Schaftes.

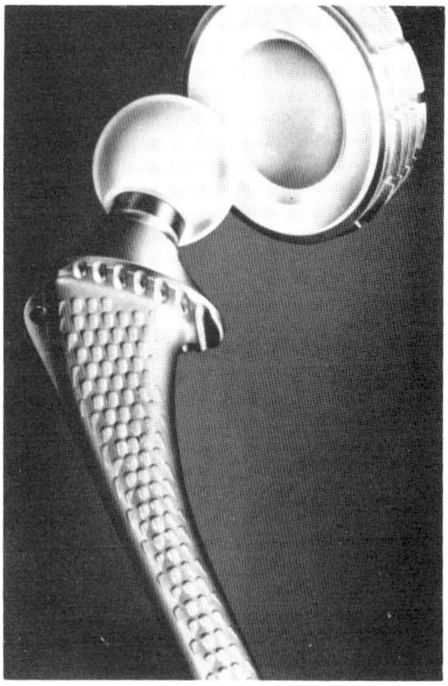

Anhand der PM-Prothese (Abb. 1) soll
gezeigt werden, wie wir versucht
haben, diese Probleme zu lösen.
Nach zuerst 120 Lord-Prothesen haben
wir bis Ende 1984 bisher 795 PM-
Prothesen zementlos implantiert.
Von den insgesamt 915 zementlosen
Implantationen handelte es sich 228
mal um Revisionseingriffe. Davon sind
179 gelockerte Zementprothesen, die
zementlos ersetzt wurden.
Die Pfanne macht nach allgemeiner Erfahrung, zumindest bei Primäroperationen,
keine wesentlichen Probleme. Wir
glauben aber, daß eine konische

Abb. 1

Metall-Schraubpfanne Vorteile hat, weil beim Eindrehen
bei entsprechend breiten Gewindegängen eine maximale
Knochenkompression als Voraussetzung für einen späteren
stabilen Einbau geschaffen werden kann.
Die anfangs an der Spitze medial etwas verdickten PM-
Schäfte führten ebenso wie die Lord-Prothesen zu ge-
häuften druckbedingten Periostreaktionen am Femur mit
lange dauernden Beschwerden von der Oberschenkelmitte
zum Knie.
Seitdem die Prothesenspitze verjüngt ist, ist dieses
Beschwerdebild viel seltener geworden.
Das Hauptproblem bei der zementlosen Implantation ist
zweifellos die Inkongruenz zwischen Implantat und
Knochen. Da der Prothesenschaft nicht der jeweiligen
Markhöhle angepaßt werden kann, muß nach unserer Meinung die Markhöhle an die Prothese angepaßt werden, um
die notwendige Funktionseinheit zu erreichen.
Wir versuchen dies durch konische Bohrer, die genau
der zu implantierenden Prothese entsprechen.

(Abb. 2)

Damit wird in etwa den
unteren zwei Drittel
des Schaftes ein exakt
an die Prothese ange-
paßtes Prothesenlager
und damit eine Funk-
tionseinheit zwischen
Implantat und Knochen
mit einer gleichmäßi-
gen Druckübertragung
geschaffen. Wichtig
erscheint, auch im
proximalen trichter-
förmigen Bereich der
Markhöhle eine Stabi-
lität dadurch anzu-
streben, daß hier be-
reits vor dem Aufboh-
ren mit Kompressions-
instrumenten die Spon-
giosa verdichtet wird
und dann vor und wäh-
rend des Eintreibens
der Schaftprothese
massiv autologes
Knochentransplantat,
welches beim Fräsen
der Pfanne und beim

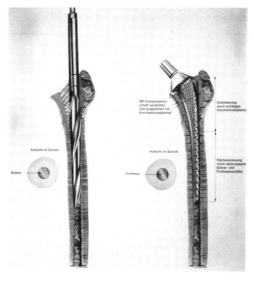

Abb. 2

Ausbohren des Femurschaftes gewonnen wurde, beigefügt
und mit einem Kompressionsinstrument verdichtet wird.
Dieses Knochentransplantat soll hier die Funktion des
Zementes übernehmen.
Bei dieser Form der Schaftvorbereitung scheint auch die
Oberflächengestaltung des Prothesenstieles von unterge-
ordneter Bedeutung.
Mit den konischen Bohrern kann auch die Größe des zu im-
plantierenden Schaftes exakt bestimmt werden.(Abb. 3)

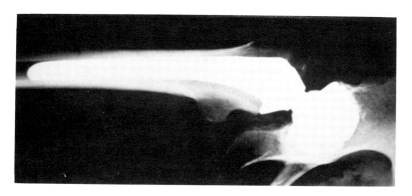

Abb. 3

Mit dieser Schaftvorbereitung werden
heute größere Schäfte verwendet als
früher. Im Gegensatz dazu nehmen wir
immer kleinere Pfannen, um v.a. die
laterale Corticalis im Pfannenbereich
weitgehend zu schonen.
Hier ein Beispiel, bei dem alle Fehler
gemacht wurden, die bei einer zementlosen Implantation überhaupt möglich
sind. Ein zu kleiner Schaft wurde in
Varusposition implantiert. Dies mußte
zwangsläufig zu einer Lockerung führen. Hier sieht man die nach unserer
Meinung typischen Zeichen einer Lockerung. Das ist v.a. die Demineralisie-
rung der Corticalis aufgrund der
mangelnden Druckübertragung und zwei-
tens eine relativ stark ausgeprägte
Verdichtungslinie entlang des Prothesenschaftes als Zeichen der vorhandenen Pendelbewegungen. In diesem Fall
ist es zusätzlich noch zu einer Corti-
calisreaktion an der Spitze gekommen.
(Abb. 4)
Das nächste Bild zeigt einen Pat.,den
wir vor über 4 Jahren operiert haben.
Bei einem primär guten Sitz sieht man
hier auch keinerlei Reaktion an der
Corticalis. Der Pat. ist voll beschwerdefrei.
Hier handelt es sich um eine Chrom-
Kobaltprothese.
Es folgt unsere erste Titanprothese.
Sie liegt seit 3 1/2 Jahren bei ebenfalls gutem Primärsitz völlig reizlos.

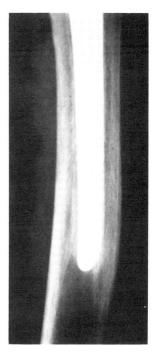

Abb. 4

Wenig geeignet für eine zementlose Implantation sind
Pat. mit einer extrem weiten Markhöhle bei dünnen Corti-
calisverhältnissen. Hier ist eine Stabilität nur schwer zu erreichen.
Zwei weitere Beispiele
Eine Pat. mit doppelseitiger schwerer Protrusions-Coxarthrose,
die wir vor 3 Jahren operiert haben.
Das nächste Bild zeigt eine veraltete Luxation bei einer 59-
jährigen Pat. Hier konnte wieder ein Längenausgleich des 5 cm
verkürzten Beines erreicht werden. Der Transplantateinbau ist
gut zu sehen, das Transplantat ist nur durch die konische
Schraubpfanne fixiert. (Abb. 5)
Ergebnisse
Ergebnis nach der subjektiven Patientenbeurteilung, die wir
letztes Jahr in einer persönlichen Untersuchung ermittelt
haben, und die auch etwa den heutigen Computerauswertungen
der Untersuchungsbögen entspricht. Dabei ist deutlich zu
sehen, daß die Ergebnisse wesentlich verbessert werden konnten,
seitdem wir die Schaftvorbereitungen in der eingangs geschil-
derten Form durchgeführt haben.

Operationen	Jan. 80 – Sept. 83		Okt. 82 – Sept. 83	
erfaßt	n = 399		n = 170	
untersucht	n = 348		n = 138	
zufrieden voll	n = 284	= 81,3%	n = 121	= 87,7%
bedingt	n = 48	= 14,1%	n = 13	= 9,4%
nicht	n = 16	= 4,6%	n = 4	= 2,9%

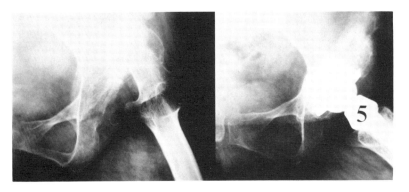

Abb. 5

Sehr gute Erfahrungen haben wir bei der Reoperation gelockerter und teils infizierter Zementprothesen gemacht.
Wir verwenden seit 2 1/2 Jahren nur noch homologe Knochen-
transplantate zum Ausfüttern der Knochendefekte.
Bei Reoperationen kommt der Vorteil einer konischen Schraubpfanne besonders zum Tragen, weil beim Eindrehen das reichlich zugefügte Knochentransplantat zum Rand hin verdichtet
und unter Druck gesetzt und damit die Voraussetzung für eine
gute Einheilung geschaffen wird.
Ein Beispiel für die Bedeutung des Knochentransplantates:
Bei dieser 67-jähr. Pat. wurde wegen einer Lockerung 1980
eine Lordprothese implantiert. Bei zu geringer Knochenunter-
fütterung wanderte die Pfanne ins Becken. Möglicherweise
wurde dieses Abkippen der Pfanne durch die gerundete Pfannen-
form begünstigt.
Nach einer erneuten Reoperation und sehr reichlich Transplantat ist die Pat. beschwerdefrei und kann ohne Stock gehen.
(Abb. 6+7)
Das nächste Dia zeigt einen Pat., bei dem wir vor 3 Jahren
beidseitig reoperiert haben. Der Pat. ist voll arbeitsfähig.
Es folgt eine Pat., bei der beiderseits bereits eine Revisionsoperation mit Zement durchgeführt wurde. Linksseitig
haben wir vor 1 1/2 Jahren eine erneute Revisionsoperation
zementlos vorgenommen und man sieht jetzt trotz der riesigen
Defekthöhle den guten Knocheneinbau. Die Pat. hat links keinerlei Beschwerden. Inzwischen kam sie mit einer Prothesen-
schaftfraktur auf der re. Seite. Auch diese Seite ist inzwischen reoperiert.
Seit 2 Jahren implantieren wir auch bei infizierten Revisions-
eingriffen mit und ohne Fistel sofort wieder eine zementlose
Prothese. Neben einer sehr exakten Säuberung der Prothesenlager scheint hier eine weitgehende Primärstabilität von
ausschlaggebender Bedeutung.

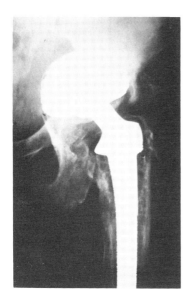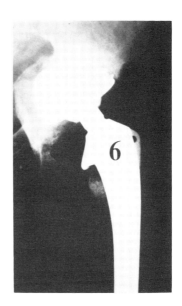

Abb. 6 + 7
Ergebnisse unserer Reoperationen

ausgewertet wurden 141 Fälle
durchschnittlicher Abstand Op.-Nachuntersuchung 18,7 Monate

Schmerzen	keine	40,18%	} 83,17%	zufrieden	
	gelegentlich	47,99%		voll	75,47%
	unbedeutend			bedingt	20,75%
	unter Belastung	15,88%		nicht	3,78%
	ständig	0,93%			

Zusammenfassend kann festgestellt werden, daß nach unserer
Erfahrung bei Primäroperationen die Ergebnisse der Zementimplantation zumindest am Anfang nur schwer zu erreichen sind.
Eine sehr exakte Operationstechnik und ein genau angepaßtes
Instrumentarium sind hier besonders wichtig. Bei Revisions-
eingriffen ist nach meiner Meinung die zementlose Prothese
einer erneuten Zementimplantation absolut überlegen.

Erfahrungen mit zementfrei implantierten LORD-Hüftgelenkstotalendoprothesen

F. Stewen, K.F. Schlegel, Orthopädische Universitätsklinik Essen

Für den zementfreien alloarthroplastischen Totalersatz des Hüftgelenkes verwenden wir die LORD-Endoprothese. Die primäre mechanische Stabilisierung des geraden Schaftes resultiert aus der formschlüssigen Verkeilung in der Femurmarkhöhle und aus der horizontalen Abstützung auf dem Kalkar; die Primärverankerung des Pfannenschraubringes resultiert aus dem breiten Schraubgewinde. Die madreporische Schaftoberfläche und die durch Gewindegänge strukturierte Pfannenoberfläche ermöglichen das Einwachsen von endostalem Knochengewebe zur sekundären biologischen Verankerung.

Von September 1979 bis Dezember 1984 wurden 520 LORD-Prothesen implantiert, davon wurde bei 65 Eingriffen ein Austausch gegen gelockerte zementimplantierten Prothesen durchgeführt. Bei 270 nachuntersuchten Prothesen mit einer Tragdauer von mehr als einem Jahr zeigten sich entsprechend der Einteilung von MERLE d' AUBIGNÉ (1970) 21 % sehr gute, 62 % gute, 10 % mäßige und 7 % schlechte Ergebnisse. Es sollen die für dieses Prothesensystem spezifischen Komplikationen sowie besondere Vor- und Nachteile dargestellt werden. Auf die bei jedem Prothesentyp vorkommenden Infektionen wird nicht eingegangen; die Infektionsrate liegt wie bei den zementierten Totalendoprothesen bei 1 %.

Die intraoperativen Komplikationen betrafen überwiegend das Femur; es traten 10 Schaftsprengungen oder Schaftfissuren und 23 Fragmentausbrüche aus der Trochanterregion auf. Schaftsprengungen traten insbesondere dann auf, wenn die Femurmarkhöhle nicht aufgebohrt wurde. Die Versorgung erfolgte durch Drahtcerclagen. Bei Fissuren des Schaftes, die nicht zur Instabilität führten, wurden keine weiteren Maßnahmen durchgeführt. Nach entsprechender Entlastung kam es immer zur knöchernen Konsolidierung ohne Prothesenschaftlockerung. Absprengungen und Abrisse aus der Trochanterregion fanden sich gehäuft nach Voroperationen, insbesondere nach varisierenden intertrochantären Osteotomien und bei sehr kontrakten Weichteilverhältnissen. Die Fragmente wurden durch Drahtcerclagen, Zuggurtungen oder Schrauben refixiert; mehrfach war wegen erhaltener Periostverbindung eine besondere Fixierung nicht erforderlich. Eine negative Beeinflussung des Ergebnisses war nicht zu verzeichnen.

Als postoperative Komplikation kam es dreimal nach Prothesenwechseln innerhalb weniger Tage zur Pfannenverkippung, die jeweils operativ revidiert wurde.

Im unmittelbar postoperativen Verlauf wurde mehrfach, ohne daß zur Zeit eine genaue Zahl angegeben werden kann, ein anhaltendes bewegungs- und belastungsunabhängiges, dumpfes Druck- und Fremdkörpergefühl im mittleren Oberschenkelbereich angegeben. Meist war im Verlauf weniger Wochen ein kontinuierlicher Rückgang dieser Symptomatik zu verzeichnen.

Bei einigen Patienten kam es jedoch zu Beginn der Vollbe-
lastungsphase zur Intensivierung oder zum Wiederauftreten
dieser Beschwerden, die dann erst nach mehreren Monaten
rückläufig waren. Bei den meisten der betroffenen Patienten
wurde die Markhöhle nicht aufgebohrt, bei einigen wurde die
Prothese zur Vermeidung einer intraoperativen Schaftspren-
gung nicht vollständig bis zum Aufsitz eingetrieben. Wahrscheinlich ist der Schmerz auf eine den Toleranzbereich
überschreitende Spannung der Femurschaftkortikalis zurückzuführen. In wenigen Fällen zeigten die Röntgenverlaufskon-
trollen eine Verdichtung und selten auch eine leichte Verdickung der Kortikalis im Bereich der engsten Kontakt-
stelle zwischen unterem Prothesenschaftdrittel und Knochen.
Zu sekundären Schaftsprengungen ist es nicht gekommen.

Um eine intraoperative Sprengung des Femurschaftes, das
oben beschriebene "Schaftsyndrom" und eine Frühlockerung
des Prothesenschaftes zu vermeiden, empfiehlt sich häufig
das Aufbohren des Markraumes mit starren Bohrern. Hierdurch
können umschriebene Engen und die physiologischen Schaft-
krümmungen beseitigt werden; es werden Spannungsspitzen vermieden und eine größere Formschlüssigkeit erreicht.

Bei den aseptischen Lockerungen von Prothesenkomponenten
fanden sich 11 Pfannenlockerungen und 5 Schaftlockerungen.
Bei der Analyse fällt auf, daß die betroffenen Patienten
postoperativ eigentlich nie beschwerdefrei waren, so daß
zu vermuten ist, daß bereits bei der Implantation eine ausreichende Primärstabilität nicht erreicht wurde und damit
auch die sekundäre Stabilisierung durch Knochengewebe nicht
möglich war. Mehrfach waren Rheumatiker von Pfannenlockerungen betroffen, bei denen das Implantat zwar primär stabil
verankert werden konnte, es aufgrund der osteoporotischen
Verhältnisse jedoch sekundär nicht zur knöchernen Integration kam. Die Schaftlockerungen waren nativ-röntgenologisch
einfach zu diagnostizieren, mit Aufhellungssaum, Einsinken
oder Varusabkippung. Die Pfannenlockerungen waren radiologisch nicht immer zu objektivieren; Aufhellungssäume fanden sich nur in wenigen Ausnahmefällen, arthrographische
und szintigraphische Befunde waren nur selten eindeutig.
Mehrmals ließ sich die Pfannenlockerung nur durch die aufgrund der klinischen Symptomatik durchgeführte Revisionsoperation nachweisen. Eindrucksvolle Röntgenbefunde mit
Protrusion der Pfanne fanden sich lediglich bei einigen
Rheumapatienten.

Die Komplikationsrate in den ersten beiden Jahren der Verwendung dieses Prothesentypes war höher als im weiteren Verlauf. In diesem Zusammenhang muß erwähnt werden, daß wir
anfangs anstatt der sehr umständlich zu handhabenden, inzwischen verbesserten konischen Acetabulumfräsen sphärische
Fräsen verwandt haben; damit war jedoch eine exakte Einpassung nicht zu erreichen, so daß einige Pfannenlockerungen
wahrscheinlich diesem Implantationsfehler angelastet werden müssen. In diesem Zusammenhang sollte noch darauf hingewiesen werden, daß ein Implantatbruch bisher in keinem
Falle aufgetreten ist.

Als besonderer Nachteil der zementlosen Hüftgelenksendopro-
thesen muß die im Vergleich mit einzementierten Prothesen
erheblich höhere Rate von periartikulären Verknöcherungen
genannt werden. Wir fanden bei unseren Nachuntersuchungen
bei 7 % Ossifikationen entsprechend der Grade 3 und 4 nach
BROOKER (1973). Sie finden sich häufiger nach Voroperationen,
bei posttraumatischen Zuständen und nach vorübergehender
Ruhigstellung wegen postoperativer Prothesenluxation. Ein
signifikanter Unterschied zwischen den angewandten operativen Zugängen, antero-lateral oder postero-lateral, fand
sich nicht. Während die seitlichen Bewegungen und die Ro-
tationsbewegungen weitgehend aufgehoben waren, lag nur selten eine Funktionsbehinderung bezüglich der Gelenkbeugung
vor.

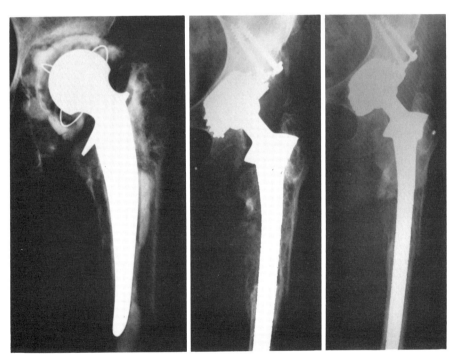

Abb. 1a Lockerung beider Komponenten einer zementimplantierten TEP. Kranialwanderung der Pfanne. Osteolysen im
Trochanter major-Bereich. Papierdünne Femurkortikalis, insbesondere medial. Femurschaftfraktur in Höhe der Prothesenspitze.
Abb. 1b Sechs Monate nach Prothesenwechsel mit Rekonstruktion des knöchernen Implantatlagers durch kältekonservier-
tes homologes Knochenmaterial. Kortikospongiöser Span im
Pfannendach mit Schrauben fixiert. Anlagerung eines kortikospongiösen Spanes an die mediale Femurkortikalis. Auffüllung
der Markhöhle und des Trochanter major mit Spongiosa. Intramedulläre Schienung der Fraktur durch den Prothesenschaft.

Abb. 1c Neun Monate nach Prothesenwechsel. Vollbelastungs-
fähige Verhältnisse mit zunehmender Strukturierung der Kno-
chentransplantate und Durchbauung der Fraktur.

Ein besonderer Vorteil der zementfrei zu implantierenden
Prothesen ergibt sich beim Austausch von gelockerten zementierten Implantaten durch die bessere Möglichkeit der knöchernen Rekonstruktion des Implantatlagers. Als Transplantat-
material haben wir überwiegend homologen, kältekonservier-
ten Knochen aus Femurkopfhalsfragmenten verwandt. Beim Einbringen der Prothesenkomponenten wurden das Pfannenkavum,
die Femurmarkhöhle, Höhlen im Trochanter major und Osteolysen am Trochanter minor mit Knochenspänen aufgefüllt. Bei
stark nach kranial ausgewalzten Pfannen haben wir mehrfach
einen größeren, formgerecht zubereiteten kortikospongiösen
Span eingepaßt und teilweise zusätzlich durch Schrauben
fixiert. Bei vorliegenden Femurschaftfrakturen ist die intramedulläre Schienung und Stabilisierung durch eventuell auch
überlange Prothesenschäfte ohne sonstige aufwendige und de-
vaskularisierende Osteosynthesen möglich. Wir haben mit
diesem Vorgehen in einigen Fällen mit extrem schlechten Aus-
gangsverhältnissen deutlich verbesserte Knochenverhältnisse
(Abb. 1a-c) mit guten funktionellen Ergebnissen erzielt, so
daß im Vergleich zur Neuzementierung bessere Langzeitergebnisse zu erwarten sind.

Literatur:

Brooker, A.F., Bowerman, J.W., Robinson, R.A., Riley, L.H.:
Ectopic Ossification Following Total Hip Replacement.
J. Bone Jt. Surg. 55-A (1973) 1629-1632

Lord, G.A., Marotte, J.H.,Blanchard, J.P.B., Guillamon, J.L.,
Gory, M.: Etude expérimentale de l'ancrage sans ciment des
prothèses totales madréporiques de hanche.
Rev. Chir. Orthop. 64 (1978) 459

Lord, G.A., Hardy, J.R., Kummer, F.J.: An Uncemented Total
Hip Replacement.
Clin. Orthop. 141 (1979) 2-16

Merle d'Aubigné, R.: Cotation chiffrée de la fonction de la
hanche.
Rev. Chir. Orthop. 56 (1970) 481-486

Verfasser:

Dr.med. F. Stewen, Orthopädische Universitätsklinik Essen
Hufelandstraße 55, 4300 Essen 1

Erfahrungen mit der zementfreien MR-Hüfttotalprothese
M.H. Hackenbroch und H. Bruns

1. Das MR-System

Die zementfrei zu implantierende Mecron-Ring-Hüfttotalprothese
(**MR-TEP**) besteht aus 4 Teilen (Abb. 1):

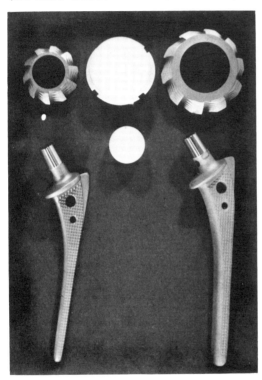

Ein sphärischer, mit selbst-
schneidendem Außengewinde
versehener Metallring aus
Titan zur Verankerung im
Becken mit gestuften Außen-
durchmessern zwischen
46 - 70 mm;

eine Femurkomponente mit
strukturierter Oberfläche
und Fensterung von 170 mm
Schaftlänge und gestuften
Schaftdurchmessern von
9 - 17 mm, mit Halskonus in
drei verschiedenen Längen,
zur Zeit erst in einigen
Größen aus Titan gefertigt;

eine in den Metallring ein-
zupassende Polyäthylenpfanne
mit variablen Außendurchmes-
sern;

ein Keramik- oder Metallkopf
von 32 mm Durchmesser, wahl-
weise auch das Duo-Kopf-/
Pfannensystem.

Abb. 1
Das MR-System

2. Unsere Erfahrungen mit dem MR-System

2.1 Krankengut

Wir benutzen die MR-TEP seit 01.12.1981 und haben sie bis zum
01.06.1984 69 mal bei 57 Patienten implantiert. Zunächst war
sie nur als Gelenkersatz für jüngere Menschen gedacht.Wegen der
universalen Verwendbarkeit des Pfannensystems bei anatomisch
ungünstig gestalteten Acetabula kam sie aber auch zunehmend bei
älteren Patienten zum Einsatz, hier gelegentlich in Verbindung
mit einem Zementschaft.

Zur Nachuntersuchung standen 50 Patienten mit 62 operierten
Hüften zur Verfügung, was 89,9 % der MR-Arthroplastiken im Beobachtungszeitraum entspricht. Das Durchschnittsalter der 44
Männer und 22 Frauen betrug 45,5 (18-74) Jahre. 34 mal war die
rechte und 28 mal die linke Seite betroffen. Die postoperative

Beobachtungszeit betrug wenigstens 1/2 bis längstens 2 1/2
Jahre (Tab. 1).

0,5 - 1,0 J	11
1,0 - 1,5 J	18
1,5 - 2,0 J	16
2,0 - 2,5 J	17

Tab. 1
Postoperative Beobachtungszeit

2.2 Indikationen

Die überwiegende Mehrzahl der Operationen wurde wegen ander-
weitig nicht mehr behandlungsfähiger idiopathischer Hüftkopfnekrose und verschiedener Coxarthroseformen im jüngeren und
mittleren Erwachsenenalter notwendig. 7 mal handelte es sich
um einen Prothesenaustausch (Tab. 2). Eine stärkere Osteoporose gleich welcher Herkunft wurde mit zunehmender Erfahrung
nicht als Kontraindikation angesehen.

Hüftkopfnekrose + Sekundärarthrose	29
Dysplasiearthrose	11
Protrusionsarthrose	2
entzündl.-rheumatische Destruktion	5
sonstige Arthrosen	8
Prothesenaustausch	7

Tab. 2
Indikationen

2.3 Operations- und Nachbehandlungstechnik

Die Implantate wurden so groß wie möglich gewählt. Die Plazie-
rung des Pfannenrings erfolgte relativ flach, weil der zu er-
wartende Polyäthylenabrieb so geringer ist (Hackenbroch et al
1979) und die Dauerhaftigkeit der Verankerung größer sein dürfte; die dabei von uns gemessenen Drehmomente waren mit durchschnittlich 45,7 Nm (10-90 Nm je nach Pfannendurchmesser von 46-58 mm)
außerordentlich hoch (Bruns et al 1985). Zuvor wurde der knöcherne Pfannengrund zerstört und mit autologer Spongiosa aus
dem Femurkopf aufgefüllt. Dysplasiepfannen erhielten nötigen-
falls zusätzlich zur medialen Pfannenvertiefung einen cortico-
spongiösen Erkeranbau, der mit Schrauben fixiert wurde (Abb.2).
Protrusionspfannen wurden zentral knöchern aufgebaut (Abb. 3).

Bei der Verankerung der Femurkomponente wurde ebenfalls laufend
Spongiosa beigegeben, auf primär feste Verklemmung geachtet und
im allgemeinen ein Überstand über der Schenkelhalsbasis um wenige mm einkalkuliert, damit eine eventuelle postoperative Sin-
terung durch den Prothesenkragen nicht behindert wurde.

Bei 4 von 62 überprüften MR-Hüften war die Kombination einer
MR-Pfanne mit einem Zementschaft verwendet worden. Es handelte
sich entweder um eine isolierte Pfannenlockerung mit sekundärer
Protrusion, um eine primäre Protrusio acetabuli oder um eine
starke Pfannendysplasie bei Patienten, denen eine lange postoperative Entlastungsphase nicht zumutbar war. Einmal wurde ein
Duo-Kopf-/Pfannensystem mit einem MR-Schaft kombiniert. Die Abmessungen der verwendeten Implantate sind in Tab. 3 zusammengestellt.

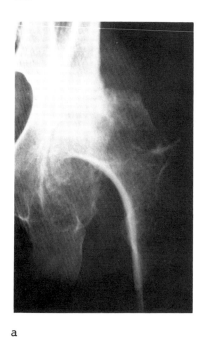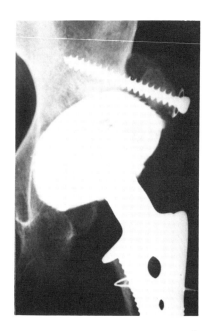

a   b

Abb. 2
Dysplasie-Coxarthrose, a präoperativ b nach Erkeraufbau
mit Material aus dem Femurkopf und MR-TEP.

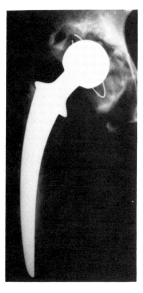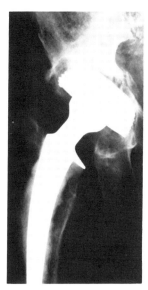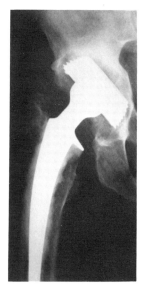

a   b   c

Abb. 3
Prothesenlockerung mit Pfannenprotrusion. a präoperativ,
b unmittelbar postoperativ, c 1,5 Jahre postoperativ.

Acet.	Ø 46 mm	14	Schaft	Ø 9 mm	7	Hals	kurz	4
	50 mm	29		11 mm	26		mittel	55
	54 mm	10		13 mm	19		lang	2
	58 mm	8		15 mm	6		Duo	1
	Duo	1		Zement	4			

Tab. 3
Abmessungen der verwendeten Implantate (n=62)

Ab 01.01.1983 erhielten alle Patienten eine perioperative Antibioticaprophylaxe mit Cephalosporin für 3 Tage. Die Zahl der Operateure blieb bewußt auf 3 beschränkt. Das postoperative Belastungsschema sah halbes Körpergewicht ab der 6. und volles Körpergewicht ab der 12. Woche vor. Der zweite Stock durfte erst nach ausreichender Stabilisierung der Hüftabduktoren, bei negativem Trendelenburg'schen Zeichen, weggelassen werden. Bei Kombination einer MR-Pfanne mit Zementschaft wurden die Entlastungszeiten halbiert. Alle Patienten wurden in festgelegten Abständen kontrolliert mit Eintragung des Befundes in speziell hierfür entwickelten Dokumentationsbögen.

2.4 Ergebnisse

Die Bewertung der Ergebnisse erfolgt ausschließlich nach dem Urteil des Patienten. Diese waren mit 56 von 62 MR-Prothesen zufrieden. Es hat sich gezeigt, daß Schmerz, Beweglichkeit und Gehvermögen im allgemeinen außer den Lockerungsfällen postoperativ gebessert waren. Die Bewertung aus der Sicht des Patienten erfolgte jedoch weitgehend unabhängig von diesen objektiven Parametern - ihn interessierte in erster Linie nur die relative Änderung des präoperativen Befundes; deshalb wird auch auf deren Darstellung verzichtet und eine eingehendere Besprechung der Fehlschläge vorgenommen.

2.5 Komplikationen

I n t r a o p e r a t i v kam es 3 mal zur Fraktur und 2 mal zur Fissur des Femurschafts. Die Frakturen wurden in 1 Fall durch Plattenosteosynthese, sonst mit Zerklagen versorgt; die Fissuren bedurften keiner Therapie. Diese Komplikationen waren ohne jeden Einfluß auf das spätere Ergebnis. Am Acetabulum haben wir intraoperative Komplikationen nicht gesehen.

P o s t o p e r a t i v erlebten wir 3 Thromboembolien, 1 aseptische und 2 septische Lockerungen (Tab. 4). Die beiden Beckenvenenthrombosen und die Lungenembolie waren nicht tödlich; sie ließen sich in keine Relation zu den bekannten Risikofaktoren setzen. Die aseptische Lockerung betraf den Schaft und ist darauf zurückzuführen, daß der Markkanal extrem weit war und seinerzeit ein entsprechend dimensioniertes Implantat nicht zur Verfügung stand. Die septischen Lockerungen traten ausschließlich innerhalb des ersten Halbjahres nach Einführung des MR-Systems auf, also in der Phase der Einarbeitung in die neue Technik und vor Einführung der perioperativen Antibioticaprophylaxe; dies ist ein Hinweis auf die Berechtigung der Beschränkung des Kreises der Operateure und einer regelmäßigen systemischen Antibioticaprophylaxe

Beckenvenenthrombose	2
Lungenembolie	1
aseptische Schaftlockerung	1
septische Pfannenlockerung	1
septische Lockerung von Pfanne + Schaft	1

Tab. 4
Postoperative Komplikationen
(n=62 Hüften/50 Patienten)

Die bei der Nachuntersuchung geklagten Schmerzen bezogen sich
nahezu ausschließlich auf den Oberschenkelbereich (Tab. 5). Da
Nervenverletzungen und nennenswerte paraartikuläre Weichteil-
ossifikationen nie auftraten und, abgesehen von den beiden
Schaftlockerungen, keine weiteren Fälle mit erkennbaren Locke-
rungs- oder Infektzeichen im Röntgenbild festgestellt werden
konnten, bleibt die Schmerzursache bei den restlichen 6 Patienten zunächst ungeklärt, zumal auch keine BSG-Beschleunigung
und keine Anreicherung im Szintigramm vorlagen. Physikalische
Behandlungsmaßnahmen waren letztlich ebenso wirkungslos wie
Entlastung mit Stockhilfe. Andererseits fiel in dieser Gruppe
vereinzelt auf, daß eine deutliche Nachsinterung der Femurkomponente erfolgteund eine sklerotische Markabdeckelung unterhalb
der Prothesenstielspitze eintrat (Abb. 4). Ein halbes bis ein
Jahr später waren die Schmerzen oft ohne weitere Maßnahmen ver-
schwunden. Eine abschließende Beurteilung ist heute noch nicht
möglich.

Leiste	1
Trochanter major	3
Oberschenkelschaft	2
Knie	1
kombiniert	2

Tab. 5
Lokalisation und Häufigkeit postoperativ
anhaltender Schmerzen (n=62 Hüften/50 Patienten)

3. Bewertung und offene Fragen

Das MR-System als Vertreter der zementfreien Hüftendoprothetik
hat sich uns als ein Instrument zur Beherrschung der klassischen Indikationen wie auch für Implantationen bei ungünstigen
anatomischen Pfannenverhältnissen und im Rahmen des Prothesen-
austauschs bisher gut bewährt. Die Erfahrungszeit von maximal
2,5 Jahren läßt allerdings keineswegs eine Langzeitprognose zu,
auch nicht unter Einschluß der Erfahrungen mit anderen zementfreien oder klassischen Systemen. Ausschließlich der klinische
Langzeittest kann die Frage nach der voraussichtlichen Haltbarkeit bezüglich Verschleiß und Auslockerung beantworten, und
auch dies nur pauschal. Ernstere Probleme sind am ehesten am
Femurschaft zu erwarten; neue Formgebungen und Materialien
können möglicherweise die Aussichten verbessern.

Der postoperativ anhaltende Femurschmerz ohne Infektnachweis
und typische Lockerungszeichen - in unserem Krankengut bei jedem 10. Patienten - ist noch nicht hinreichend geklärt. Es
fehlen auch noch wissenschaftlich fundierte Messungen über die
optimale postoperative Belastungsaufnahme. Die bisherigen Erfahrungen berechtigen einerseits dazu, den begonnenen Weg fort-

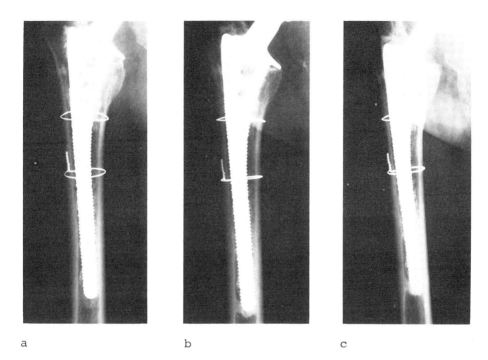

a   b   c

Abb. 4
Zunehmende Marksklerosierungen an der Schaftspitze in Verbindung mit Nachsinterung und anhaltendem Schmerz.
a unmittelbar postoperativ, b 1 Jahr postoperativ,
c 1,5 Jahre postoperativ

zusetzen, fordern aber andererseits dringend zu weiterer Optimierung auf. In diesem Zusammenhang ist der wichtigste Auftrag
für den Arzt, die Indikationen sorgfältig zu stellen, sich genau an die Vorschriften einer standardisierten optimalen Operationstechnik zu halten und sein Krankengut so zu dokumentieren, daß objektive und aussagekräftige klinische Verlaufsstu-
dien erstellt werden können.

LITERATUR

Bruns, H., Laturnus, H.
Die Bestimmung der Primärfestigkeit der zementfrei implantier-
ten Hüftgelenkspfanne in situ.
Z.Orthop. 1985 (im Druck)

Hackenbroch, M.H., Plitz, W., Springer, H.-H.
Abriebverluste an Polyesterköpfen operativ entfernter Hüftto-
talprothesen.
Unfallheilk. 82, 52-57 (1979

126

Anschriften der Autoren

Prof.Dr.M.H.Hackenbroch
Direktor der Orthopädischen Universitätsklinik
Joseph-Stelzmann-Str. 9, D-5000 Köln 41

Priv.Doz.Dr.H.Bruns
1. Oberarzt der Orthopädischen Universitätsklinik
Joseph-Stelzmann-Str. 9, D-5000 Köln 41

Nachuntersuchungen bei MR-Prothesen

O. Pongratz

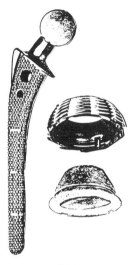

Die MR-Prothese besteht aus einer
Polyäthylenpfanne, die mit Hilfe
eines selbstschneidenden Schraubrings aus Titan verankert wird
und einer femoralen Komponente aus
Metall mit Keramik-Steckkopf.

Besondere Merkmale sind:
Der Titanring ist sphärisch, also
weitgehend formkongruent mit dem
Acetabulum. Somit bleibt die tra-
gende subchondrale Corticalis bei
der Verankerung weitgehend erhalten.
Beim Eindrehen des Schraubrings
wird der Knochen verdichtet.
Die Form des Prothesenstiels ermöglicht einen großflächigen Kontakt mit dem Femurschaft.
Der Prothesenschaft wird jetzt auch
aus der Titanlegierung Ti-6A1-4V
mit den bekannten,günstigen mechanischen Eigenschaften hergestellt.

Abb. 1

An der Orthopädischen Klinik der St.-Vincentius-Kranken-
häuser in Karlsruhe arbeiten wir seit Ende 1981 mit der
MR-Prothese und haben bisher 311 Total- und Teilprothesen
bei Primär- und Wechseloperationen implantiert.

Bei 81 Patienten liegt der Operationszeitpunkt mindestens 12,
maximal 31 Monate zurück. Davon konnten 76 Patienten
(77 Hüften) nachuntersucht werden. Zwei Patienten wollten
nicht zur Untersuchung kommen, es gehe ihnen doch gut. Von
den restlichen drei ist noch zu berichten. Das Lebensalter
der Patienten lag zwischen 34 und 69 Jahren. Wir selektieren
grundsätzlich nach dem biologischen Alter.

Die Behandlungsergebnisse ermittelten wir mit einem speziell
entworfenen Untersuchungsbogen für den stationären Aufent-
halt, einem Nachuntersuchungsbogen und einem Fragebogen für
den Patienten. Alle zusammen enthalten über 150 Angaben je
Patient. Der Fragebogen dient zur Ermittlung der subjektiven
Bewertung (I-IV) auf der Basis von Schmerz, Beweglichkeit,
Gehstrecke u.a.
Subjektive Beurteilung:

Sehr gut 25 %, gut 45 %, befriedigend 26 %, schlecht 4 %.
Die objektive Beurteilung weicht im Einzelfall manchmal
davon ab, ist aber im Gesamtergebnis sehr ähnlich.

Der peinigende Schmerz in der Hüfte veranlaßt - weit mehr
als die anderen Beschwerden - den Patienten, sich operieren
zu lassen. Ihn zu beseitigen muß also das vorrangige Ziel
der Operation sein. Bei 71 % unserer Patienten bestand postoperativ kein oder nur noch ein geringer Schmerz. Hierbei besteht eine auffällige Übereinstimmung mit der subjektiven Beurteilung: 70 % der Patienten verliehen der Prothese das Prä-
dikat "sehr gut" und "gut".
Dieses Ergebnis kann nicht ganz befriedigen. Bei drei Viertel
der Patienten, die noch Schmerzen haben, sind diese im proximalen Drittel des Oberschenkels an der antero-lateralen Seite
lokalisiert. Nach Häufigkeit geordnet folgen Lendenwirbelsäule, Leiste, Gesäß, Trochanter und Knie (ähnlich dem Arthro-
seschmerz).
Die Hüftbeweglichkeit hat bei 93 % der Patienten zugenommen,
und zwar die Gesamtbeweglichkeit je Patient um durchschnittlich 70 %. Die Proportionalität zwischen prae- und postoperativer Beweglichkeit ist unverkennbar.
Die Gehstrecke konnte fast verfünffacht werden.

Wir haben die "sehr guten" in Vergleich gesetzt zum Durchschnitt und fanden, daß bei ihnen die Schmerzfreiheit zweieinhalbmal häufiger, die Gehstrecke zweieinhalbmal länger,
die Gesamtbeweglichkeit um ein Viertel größer und eine Streckbehinderung halb so häufig ist. Das Röntgen-Bild zeigte einen
- oft nur sehr zarten - Sklerosesaum am Prothesenstiel bei
einem Drittel der "sehr guten" und bei der Hälfte des Durch-
schnitts. Der maximale Abstand vom Prothesenstiel zur Schaftcorticalis (s.u.) betrug bei den "sehr guten" durchschnittlich
1,3 mm, beim Durchschnitt 1,7 mm. Ein vollständiger Kragenaufsitz war signifikant häufiger, eine Sockelbildung seltener.

Die subjektive Beurteilung "schlecht" gaben drei Patienten ab.
Alle hatten Belastungsschmerzen und eine Streckbehinderung
von 10 und mehr Grad. Ein Hüftgelenk war sehr schlecht beweg-
lich wegen einer schweren heterotopen Ossifikation. Die beiden
anderen zeigten röntgenologisch nichts Auffälliges.

Komplikationshäufigkeit bei   83   Hüften

intraoperative Komplikationen

Femurschaft-Fissur/Fraktur   5

postoperative Komplikationen

Luxation und Reluxation   2   (geschl. Reposition)
Lockerung   septisch   1   (Spätinfektion)
               aseptisch   1   (auswärts behandelt)
Frühinfektion (oberflächlich)   1
heterotope Ossifikation   19   (2 schwer)
Thrombose   2
Lungenembolie (tödlich)   1   (trotz Prophylaxe)

Der Knochen setzt sich mit dem Implantat auseinander. An
seiner Reaktion sollten wir mit Hilfe des Röntgen-Bildes zu
erkennen versuchen, ob und wie weitgehend er das Implantat
toleriert, ob er sich anpaßt, abgrenzt, abbaut oder umbaut.

So könnte der Weg zur optimalen Formgebung und Oberflächengestaltung der Implantate (besonders der femoralen Komponente)
verkürzt werden. Wir meinen, der Analyse des Röntgen-Bildes
sei bisher zu wenig Beachtung geschenkt worden.
Wir haben 15 Kriterien aufgestellt zur Auswertung der
Röntgen-Bilder:

Acetabularwinkel	Valgus/Varusstellung
Knöcherne Kappe obh.Pfanne	Abstd. Proth.Stiel/Corticalis
Knochen am Pfannenerker	Resorptionssaum um Prothese
Abstand Kragen/Knochen	Sklerosesaum um Prothese
Abbau Calcar	Sockel an Stielspitze
Einsinken der Prothese	Sklerose/Porose/Spongiosierung
	allgemeine Osteoporose

Wiedergabe einiger Untersuchungsergebnisse:
Die knöcherne Umgebung der Pfanne ist sehr reaktionsarm.
Auffällig ist nur die Sklerosekappe oberhalb des Implantates,
die wir mit einer Häufigkeit von 89 % bei Nachuntersuchungen
1 1/2 Jahre postoperativ gefunden haben. Sie ist Ausdruck
eines breitflächigen und ungestörten Kraftflusses.

Bei 14,9 % der Prothesenkrägen fehlt der knöcherne Aufsitz
völlig. Dies hat aber in der Regel nicht zum Einsinken der
Prothese geführt, da wir diese im Schaftteil des Femur gross-
flächig und fest verklemmen.

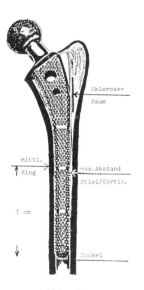

Abb.2.

Wie bündig und formschlüssig die
femorale Komponente verankert ist,
lässt sich am maximalen Abstand des
Prothesenstiels (untere Hälfte)
von der Innenfläche der Schaftcorticalis abschätzen. Bei 41,8 %
der Operierten erzielten wir voll-
kommene Formschlüssigkeit (Abstand
= 0 mm) der unteren Hälfte des Prothesenstiels. Bei Nachuntersuchungen
ein bis zwei Jahre später war ein
Rückgang auf 26,8 % festzustellen.
Der Kontakt fehlt meist nur auf einer
kurzen Distanz. Gemessen wird nur der
Maximalabstand. Er beträgt postoperativ durchschnittlich 0,9 mm (max. 3 mm)
und ein bis zwei Jahre postoperativ
durchschnittlich 1,7 mm (max. 4 mm).

Ein oft nur sehr zarter und kurzer
Sklerosesaum am Prothesenstiel zeigte
sich bei der letzten Nachuntersuchung
in jedem 2. Fall, bei vorangegangenen
Untersuchungen wesentlich seltener
(Zeitfaktor). In der Tatsache des
Sklerosesaums selbst sehen wir kein
Alarmzeichen, sondern eher den Versuch
einer Abgrenzung des Knochens gegen den
Eindringling im Sinne eines Waffenstillstandes. Im spongiösen
Bereich stellt er vielleicht sogar einen stabilisierenden
Faktor dar.

Wenn sich aber sein Abstand vom Implantat zunehmend vergrößert, dann ist dies wohl als ein Zeichen zunehmender
Destabilisierung zu deuten. Wir stellten eine eindeutige
Proportionalität zwischen dem Sklerosesaum und dem Maximalabstand des Prothesenstiels von der Corticalis fest. Der
Sklerosesaum bildet sich am häufigsten an der cranio-
medialen Seite aus, gefolgt von der cranio-lateralen,
caudo-medialen und caudo-lateralen.

Einen Sockel an der Stielspitze sahen wir bei zwei Dritteln
der Untersuchten. Eine Relation zum Maximalabstand des
Stiels von der Schaftcorticalis war bisher nicht eindeutig
nachzuweisen. Eine Sockelbildung ist etwas häufiger bei
vollständigem Kragenaufsitz als bei fehlendem.

Mit wachsender Beobachtungszeit und steigender Zahl wird
die detaillierte Analyse des Röntgen-Bildes Informationen
und Erkenntnisse erbringen, die für die Klinik und den
Prothesenbau wertvoll sind.

Unsere Erfahrungen mit der MR-Prothese als Primärimplantat
und beim Wechsel sind bisher gut. Die sphärische Schraub-
Pfanne (MEC-Ring) kann sicher und dauerhaft verankert werden. Sie ermöglicht die Frühbelastung und wir verwenden
sie deshalb jetzt auch bei alten Patienten - in Kombination mit einem zementierten Schaft.
Die femorale Komponente ist - wie wohl all ihre Schwestern -
noch verbesserungsfähig, besonders hinsichtlich der Formschlüssigkeit ihrer proximalen Hälfte.

Die Behauptung, der Knochenzement habe sich nicht bewährt,
wäre nicht gerechtfertigt. Er hat immerhin Formschlüssigkeit möglich gemacht. Unser Ziel muß es aber sein, auf dieses Füllmaterial zu verzichten und Implantate aus einem
einheitlichen Werkstoff (wohl abgesehen von den Gleit-
flächen) zu gestalten, die eine unbegrenzt dauerhafte
Verankerung gewährleisten.

Dr. med. O. Pongratz
Orthopädische Klinik der
St.-Vincentius-Krankenhäuser Karlsruhe
Steinhäuserstr. 18, 7500 Karlsruhe
(Ärztl. Direktor: Prof. Dr. med. K. Rossak)

Aus der orthopädischen Klinik, Krankenhaus St. Josef
Wuppertal 1, Bergstraße
(Chefarzt Prof. Dr. med. V. Goymann)

Spezielle Indikationen für den MEC-Ring

V. Goymann

Die zementlos angewandte Endoprothetik weist im Gegensatz zum klassischen Vorgehen die Besonderheit auf,
daß die Verbindung zwischen Endoprothese und Knochen
eine direkte ist und nicht durch das Zwischenmedium
"Kunststoffzement" verankert wird. Der spezifische Nachteil des Zementes wie Nekrosesaum, Sprödigkeit, Aus-
diffusionen von giftigen Monomeren, entfällt somit.

Andererseits sind besondere Anforderungen an die zementfrei implantierte Alloplastik zu stellen, nämlich die
sichere primäre Verankerung im Acetabulum und im Femur,
so daß zumindest eine Übungsstabilität gegeben sein
muß.

Dieser Forderung sind speziell am Acetabulum häufig
mangels Knochenmasse Grenzen gesetzt, besonders bei
Dysplasien und beim Zustand nach Voroperationen, bei
Protrusionen und posttraumatischen Fehlformen im Ace-
tabulumbereich.
Daraus folgt, daß ein solches Verankerungssystem primär
möglichst fest einzubringen sein sollte und selbst
möglichst wenig Knochenmasse "verdrängen" sollte, also
zart konzipiert sein muß.

Das MEC-Ring-System scheint dieser Forderung sehr nahe
zu kommen. Von allen vergleichbaren Pfannen, die sich
derzeit auf dem Markt befinden, ist der MEC-Ring durch
ein Design ausgezeichnet, das das geringste Volumen beansprucht. Die primäre Festigkeit wird durch das selbstschneidende Gewinde erreicht, so daß das aufwendige Vor-
schneiden entfällt und somit insbesondere die Möglichkeit gegeben ist, bei Fehlpositionierung ohne Schwierig-
keit eine Stellungskorrektur durchzuführen bei gleich-
bleibender primärer Stabilität. Die besondere Verträglichkeit des Werkstoffes Titan ist allgemein anerkannt.
(Abb. 1)

Es gelingt mit diesem Schraubring auch bei wenig kräfti-
ger Ausbildung der das Acetabulum bildenden Knochenan-
teile einen optimalen Halt in guter Position zu erzielen.
Das selbstschneidende Gewinde erlaubt sogar darüberhinaus das primäre Miteindrehen eines Knochenspanes
bei dysplastischen Hüftgelenkspfannen, so daß auf
eine zusätzliche Fixierung durch Schrauben hier verzichtet werden kann.
(Abb. 2).

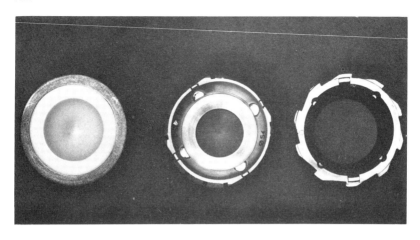

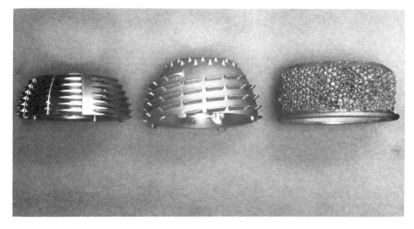

Abb. 1

Vergleich der Größe verschiedener zementloser Endo-
prothesenpfannen.

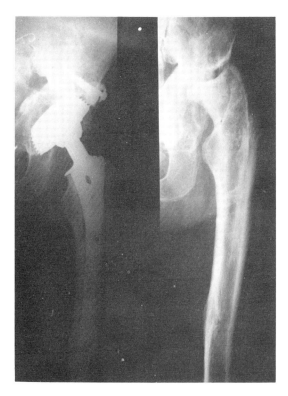

Abb. 2

Zustand nach 8-maliger Hüftgelenksoperation nach
Hüftpfannenbruch und Infektion
Aufbau des Pfannendaches mit durch den Ring fixier-
ten Knochenspan sowie Beckenbodenplastik.

Bei sehr zart angelegten Becken mit wenig tief ausge-
bildeten Pfannen, wie z.B. bei Dysplasien, ist stets
die adifizielle Perforation des Acetabulumbodens ange-
zeigt, der dann beckeneinwärts verschoben wird und in
Verbindung mit einer gleichzeitig durchgeführten Spongiosaplastik später einen festen zentralen Halt bietet.
(Abb. 3)

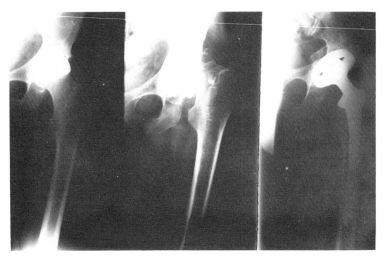

Abb. 3

Zustand nach Wagner-Cup bei dysplastischer Hüftgelenkspfanne
Zustand nach Einbringen eines MEC-Ringes mit Beckenbodenplastik.

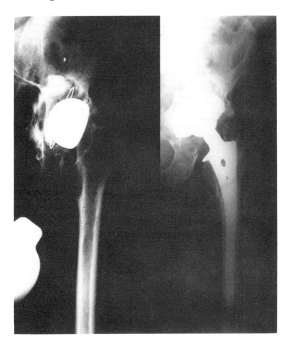

Abb. 4

Zustand nach 3-maliger Hüftgelenksoperation, zuletzt
Wagner-Cup mit extrem ausgeweiteter Pfanne infolge
übermäßigem Gebrauchs von Knochenzement
Ausgiebige Spongiosaplastik nach Einbringen eines
MEC-Ringes.

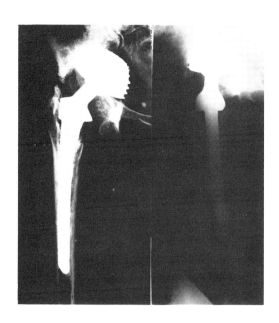

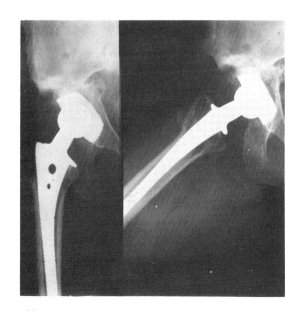

Abb. 5

Zentrale Perforation einer Lord-Endoprothese
Korrektur mit MEC-Ring einschl. Pfannenbodenplastik.

Die Erfahrung zeigt, daß selbst bei mehrfachen vorausgegangenen Operationen, wo letztlich nur noch dreibein-
artig die Verankerungspunkte an den das Acetabulum be-
grenzenden Resten des Schambeins, Sitzbeins und Os ileum
gegeben ist, eine ausreichende primäre Verankerung und
somit primäre Übungsstabilität erzielt werden kann,
hier jeweils mit einer entsprechenden Spongiosaplastik.
(Abb. 4 und 5)

Somit erweist sich der MEC-Ring insbesondere bei den
komplizierten Nachoperationen nach vorausgegangenen
mehrfachen Eingriffen als eine ideale Möglichkeit, zu
einer festen zementlosen Verankerung eines Schraubrin-
ges einer Hüftgelenkspfanne zu gelangen, ohne daß aufwendige zusätzliche Osteosynthesen bzw. Pfannenfixierun-
gen über Schrauben notwendig wären. Es gelingt somit,
mit einem Minimim an Material ein Optimum an Stabilität und Funktion zu erzielen, weshalb der MEC-Ring
sich gegenüber anderen Systemen als besondere Alternative positiv hervorhebt.

Anschrift des Verfassers:

Prof. Dr. med. V. Goymann
Krankenhaus St. Josef
Bergstr. 6 - 12
5600 Wuppertal 1

Die isoelastische RM-Hüfttotalendoprothese

Klinischer Erfahrungsbericht
aus der Orthopädischen Klinik des
Evangelischen Fachkrankenhauses Ratingen

P. Baumgardt, O. Oest und F. Süssenbach

Angeregt durch die klinischen Erfahrungen von E. MORSCHER (1) und R. BOMBELLI (1) wird die isoelastische RM-Totalendoprothese des Hüftgelenkes (2) seit 1980 als zementfreier Hüftgelenkersatz in unserer Klinik verwendet. Ein Prothesenschaft, der ein ähnliches Deformationsverhalten aufweist wie das ihn umgebende knöcherne Rohr, schien uns vielversprechend für eine möglichst optimale Kraftübertragung zu sein, zumal durch die 1975 eingeführte Armierung des Schaftes im zentralen Anteil die von MORSCHER beobachteten Frühprobleme der Überelastizität offenbar weitgehend gelöst sind.

Eine sphärische Hüftpfanne aus Polyäthylen hat sich auch bei vielen anderen Modellen seit Jahren bewährt. Anstelle der Zementfixierung wird die Pfanne mit Rotationsnuten im tragenden Anteil verankert sowie mit Spezialschrauben oder Polyacetaldübeln rotationssicher befestigt. Die Pfanne steht in verschiedenen Außen- und Innendurchmessern zur Verfügung und kann beim Fehlschlagen der Operation mühelos explantiert werden. Austauschoperationen sind unter Verwendung von auto- oder homologem Spongiosamaterial ohne zusätzliche Armierung durchführbar, so daß praktisch jede Situation an der Hüftpfanne mit einem entsprechenden Cup versorgt werden kann.

Bei über 350 von uns zementfrei implantierten RM-Hüftpfannen sahen wir bisher keine aseptische Lockerung, lediglich in einem Falle beobachteten wir eine zunehmende Protrusion nach einer Austauschoperation, bei welcher autologes Spongiosamaterial nicht in ausreichendem Umfang zur Verfügung gestanden hatte. Probleme mit Polyäthylenabrieb zwischen Cup und Knochen traten in unserem Patientengut nicht auf. Die Kombination zwischen zementfreier Pfanne und Geradschaftprothese (3) stellt heute in unserer Klinik das Standardverfahren bei der fortgeschrittenen Coxarthrose dar.

Für das Gelingen eines zementfreien Hüftgelenkersatzes kommt es jedoch in erster Linie auf die Integration und Funktion des Femuranteiles an. Zum Einsetzen des isoelastischen Schaftes steht heute ein ausgefeiltes Instrumentarium zur Verfügung, dessen Handhabung zu Beginn auch dem geübten Operateur Probleme aufwirft, wobei insbesondere die ausreichende Dimensionierung des Schaftes im knöchernen Rohr sowie der exakte Aufsitz des Prothesenkragens an der Resektionsfläche des Schenkelhalses Schwierigkeiten bereitet.

Bei den ersten 55 Prothesenschäften, die von Juni 198o bis
Juni 1982 in unserer Klinik implantiert worden waren, fanden
sich 16 Fälle, bei denen wir heute den Prothesenstiel als
nicht ausreichend dimensioniert bezeichnen würden. Bei 3 von
diesen 16 Fällen war ein Stielwechsel erforderlich. In den
übrigen Fällen trat eine ausreichende knöcherne Integration
trotzdem ein.

Die Verwendung des RM-Hüftprothesenstiels als Frakturprothese
ist möglich, da auswechselbare Köpfe unterschiedlichen Außen-
durchmessers verfügbar sind. Es kommt jedoch häufig - wie
auch bei allen anderen Femurkopfprothesen - zu Protrusionie-
rungen, was uns zur äußersten Zurückhaltung hinsichtlich der
Indikation zur Kopfprothese überhaupt veranlaßte.

Im Herbst 1984 wurden die ersten 151 implantierten Schäfte
bei 143 Patienten, die bis Dezember 1983 operiert worden
waren, nachuntersucht. Die Indikation zum Eingriff verteilte
sich in erster Linie auf Dysplasiearthrosen, rein degenerative
Arthrosen und Femurkopfnekrosen. Desweiteren fanden sich rheu-
matoide Arthrosen, Prothesenwechsel (auch nach Schalenprothe-
sen) sowie der Zustand nach Osteotomien und nach Girdlestone-
Hüften. Von 143 Hüften erhielten wir verwertbare Angaben zur
Funktion und Schmerzbefreiung. Der Durchschnittswert nach dem
Schema von Merle d'Aubigné betrug für die Funktion 4.6, für
die Schmerzbefreiung 4.8 (gesamt 9.6), was unseres Erachtens
für ein relativ neues Verfahren einen zufriedenstellenden Wert
ergibt. An Früh- und Spätkomplikationen - die hier nur kommen-
tarlos aufgelistet werden können - fanden sich:

Thrombose	6
Embolie	2
Arterieller Gefäßverschluß	1
Luxation	3
Femoralisparese	1
Ischiadicusparese	1
Oberschenkelfraktur	2
Oberflächlicher Infekt	2
Tiefer Frühinfekt	3
Spätinfekt	1
Non-Integration	12
Protrusion Pfanne	1
Protrusion Kopf (Frak. Proth.)	1o

Bei der Nachuntersuchung fiel auf, daß einige Patienten mit
röntgenologisch einwandfrei implantierten Prothesenstielen
postoperativ nicht absolut beschwerdefrei waren.

Die Untersuchungen zeigten, daß hiervon hauptsächlich die
Patienten betroffen sind, die mit der seit 1982 verwendeten
Prothese mit einem Schenkelhals-Schaft-Winkel von 144 Grad
versorgt wurden. Die Veränderung des Winkels von 135 auf

144 Grad ist auf einen Vorschlag BOMBELLI's, zitiert nach
MORSCHER (4) von 1981 zurückzuführen. Der höhere Winkel gewährleistet einen besseren Kraftfluß im Femurschaft und reduziert die Zugkräfte im lateralen Anteil, wo der Prothesenstiel mit zwei Zugschrauben befestigt ist.
Wir haben auf den Becken-ap-Aufnahmen den Abstand des Trochanter minor zur Sagittalebene vor und nach der Operation aus-
gemessen und dabei festgestellt, daß bei der 135-Grad-Pro-
these die Abstandsverringerung deutlich unter 1o mm und bei
der 144-Grad-Prothese deutlich über 1o mm liegt. Durch die
Verminderung des Abstandes zwischen Trochanter minor und
Körperlängsachse entsteht eine vermehrte Adduktion des Ober-
schenkelschaftes zur Körpermitte, wodurch die Abduktoren-
funktion negativ beeinflußt wird, ähnlich wie bei einer val-
gisierenden Osteotomie.
In einigen Fällen kommt es zusätzlich zu einem kompensato-
rischen X-Bein, dies kann wiederum Gangbildveränderungen und
Schmerzen auf der Außenseite des Oberschenkels bis zum Kniegelenk verursachen.

Weiterhin fiel auf, daß auch Patienten, die überdurchschnitt-
lich groß oder schwer waren, sowie Patienten mit Coxa vara
oder Zustand nach varisierender IO mit dem postoperativen
Resultat weniger zufrieden sind. Sie klagten insbesondere über
Anlaufbeschwerden, wobei die Schmerzlokalisation fast ausschließlich die Trochanterregion betraf. Auf Beinganzaufnahmen
konnte in einigen Fällen die Achsabweichung des Beines nachgewiesen werden. Dieses Problem wurde mit dem Prothesenherstel-
ler bereits besprochen. Zur Zeit wird überlegt, ob alternativ
wiederum ein Schenkelhals-Schaft-Winkel von 135 Grad angeboten
werden kann oder ob durch Veränderung des Konus eine relative
Lateralisierung des Prothesenschaftes möglich ist.

In einem Zeitalter, in dem nicht nur auf dem Gebiet der konventionellen Endoprothetik zahlreiche Modelle angeboten werden, sondern auch auf dem Gebiet der zementfreien Endoprothesen die Übersicht immer schwieriger wird, erschien es uns von
Anfang an wichtig, die für uns neue Methode der RM-Isoelastik-
prothese einer fortlaufenden kritischen Überprüfung zu unter-
ziehen. Nach 4 1/2 Jahren Anwendung kann im Sinne einer vorläufigen Mitteilung folgendes festgestellt werden:

Positiv beeindruckt sind wir von der Vielseitigkeit der
Pfanne, die aufgrund der zahlreichen Formvarianten und der
sicheren Verankerungsmöglichkeit allen anatomischen Situationen an der Hüfte gerecht wird. Die Fähigkeit der Prothese
durch Remodelling fest integriert zu werden, läßt ihre Verwendung gerade bei Austauschoperationen beziehungsweise präoperativ bestehenden Formveränderungen des Schaftes zu.
Nachteile sehen wir in der hohen Anforderung, welche die Implantation des Schaftes auch an den technisch versierten
Hüftoperateur stellt, wenngleich das Instrumentarium immer
ausgereifter wird. Die Präparation des Femurschaftes ist
auch sehr aufwendig und erfordert die Entfernung viel bio-
logischer Knochensubstanz. Die allgemeinen Komplikationen
sind unseres Erachtens nicht für den Prothesentyp spezifisch
und werden kritischen Überprüfungen mit anderen zementfreien
Prothesenmodellen standhalten können.

140

Wenngleich die hohe Zahl der aseptischen Lockerungen, die
wir besser als ausbleibende Integration bezeichnen müssen,
zu denken gibt, so sind doch die Ergebnisse insgesamt positiv,
soweit dies für den kurzen Beobachtungszeitraum gesagt werden
darf. In allen Fällen, bei denen wir eine sichere Integration
feststellen konnten und bei denen auch der Patient schmerzfrei
war, konnten wir uns davon überzeugen, daß es bis heute nicht
zu einer secundären Lockerung gekommen ist. Ob zementfreie
Hüftendoprothesen generell eine längere Lebensdauer als einzementierte Prothesen aufweisen, werden erst spätere Untersuchungen zeigen können.

Die Pfanne in ihrer heutigen Form bereitet uns praktisch keine
Schwierigkeiten mehr. Der isoelastische Schaft wird aber als
Standardverfahren unseres Erachtens die einzementierte Prothese nicht verdrängen können. Wir sehen in ihm eine sinnvolle
Alternative vor allem bei TEP-Austauscheingriffen und beachten
die Einschränkungen der Indikation hinsichtlich der anatomischen Voraussetzungen in letzter Zeit sehr genau.
Dieser Umstand sowie die Beherrschung der OP-Technik haben dazu geführt, daß die klinischen Resultate im Laufe der Jahre
deutlich besser geworden sind.

Ob der Schaft in seiner heutigen Form weiterhin Bestand haben
kann, ist für uns ungewiß. Das Material Polyacetal-Harz hat
seine erste Bewährungsprobe bestanden. Das Design der Prothese
bedarf weiterer Diskussion und Bewährung.

Literatur:
1. E. MORSCHER, R. BOMBELLI, R. SCHENK and R. MATHYS
   The Treatment of Femoral Neck Fractures with an Isoelastic
   Endoprothesis Implanted Without Bone Cement
   Arch Orthop Traumat Surg (1981) 98:93-1oo

2. R. MATHYS sen. und R. MATHYS jun.
   Die Verwendung von Kunststoffen in der Endoprothetik
   in : Die zementlose Fixation von Hüftendoprothesen
   herausgegeben von E. MORSCHER
   Springer-Verlag Berlin Heidelberg NewYork Tokyo, 1983
   (S. 7o - 8o)

3. H. JENNY und E. MORSCHER
   Entwicklung und aktueller Stand der isoelastischen Hüftendoprothese
   aus: Hüftgelenksendoprothetik
   herausgegeben von R. RAHMANZADEH, M. FAENSEN
   Springer-Verlag Berlin Heidelberg 1984

4. E. MORSCHER
   9 Jahre Erfahrung mit isoelastischen Hüftendoprothesen
   aus plastischem Material
   aus: Die zementlose Fixation von Hüftendoprothesen
   herausgegeben von E. MORSCHER
   Springer-Verlag Berlin Heidelberg New York Tokyo
   1983 (S. 188 - 195)

Anschrift der Verfasser: Orthopädische Klinik
                          am Evangelischen Fachkrankenhaus
                          Rosenstraße 2
                          D-4o3o Ratingen

Die RM-Hüftotalprothese, klinische Anwendung aus traumatologischer
Sicht

U. HEITEMEYER, G. HIERHOLZER

Der Unfallchirurg wird immer häufiger mit posttraumatischen Hüftge-
lenksveränderungen nach schwersten Verkehrsunfällen und invalidisie-
renden Arbeitsunfällen gerade auch bei jüngeren Patienten konfrontiert.
Auch wenn wir den Standpunkt vertreten, daß die Arthrodese des Hüftgelenkes bei geeigneten jüngeren Patienten heute durchaus noch ihren
therapeutischen Stellenwert besitzt, besteht für viele Patienten jedoch die einzig akzeptable Therapieform in einem totalprothetischen
Hüftgelenkersatz. Die herkömmlichen zementierten Totalprothesen mit
einer durchschnittlichen Haltbarkeit von 15 Jahren führen nach der
Implantation bei jüngeren Patienten zwangsläufig im Laufe der Zeit zu
einer technisch schwierigen Austauschoperation. Der zementfreien Implantationstechnik liegt die theoretische Überlegung zugrunde, daß
der Knochen aufgrund der fehlenden Zementzwischenschicht direkten
Kontakt mit dem Implantat aufnimmt und dieses durch appositionelles
Wachstum ummauert und so für dauerhafte Stabilität sorgt. Daß diese
Theorie nach fünfjähriger Erfahrung mit der RM-Totalprothese an realer
Substanz gewonnen hat, soll am folgenden klinischen Beispiel darge-
legt werden.
Ein jetzt 40-jähriger Mann wurde 1965 wegen einer posttraumatischen
Zerstörung des hüftgelenknahen Femurs mit einer MOORE-Kopfprothese
versorgt (Abb. 1a). 1972 erfolgte die erste Austauschoperation mit
Implantation einer zementierten Totalprothese (Abb. 1b). Ein weiterer
Prothesenwechsel mit einer zementierten Langschaftprothese wurde 1979
notwendig. Wegen erneuter Lockerung (Abb. 1c) mit ausgedehnten Osteolysen im Pfannen- und Schaftbereich war jetzt bereits schon nach 2
Jahren ein erneuter Prothesenwechsel unumgänglich. Unter Anwendung
einer ausgedehnten autologen Spongiosa- und Spanplastik im Pfannen-
und Schaftbereich wurde der Patient mit einer zementfrei zu implantierenden RM-Totalprothese versorgt (Abb. 2a). 30 Monate nach der
Operation kann festgestellt werden, daß der Knochen sich erholt hat,
und daß es durch Regeneration und knöcherner Umbauung der Prothese im
Pfannen- und Schaftanteil zu einer stabilen Situation gekommen ist
(Abb. 3b). Die Funktionsaufnahmen zeigen funktionsgerechte Bewegungsausmaße im Hüft- und Kniegelenk (Abb. 3a) sowie unter Ausgleich einer
verbliebenen Beinverkürzung ein akzeptables Gangbild (Abb. 3b).
Dieser beispielhafte Fall gestattet unter Vorbehalt noch ausstehender
Langzeitergebnisse die Aussage, daß die zementfreie Implantationstechnik es dem Knochen ermöglicht, durch osteogene Reaktion unmittelbar an das zu inkorporierende Implantat heranzuwachsen und in die
knöcherne Umgebung zu integrieren. Ein leistungsfähiges alternatives
Therapiekonzept für posttraumatische Folgezustände am Hüftgelenk gerade auch bei jüngeren Menschen zeichnet sich für den Traumatologen
mit der zementfreien Implantationstechnik von künstlichen Hüftgelenken
ab.

Oberarzt Dr. Ulf Heitemeyer
Berufsgenossenschaftliche Unfallklinik
Großenbaumer Allee 250

4100 Duisburg 28

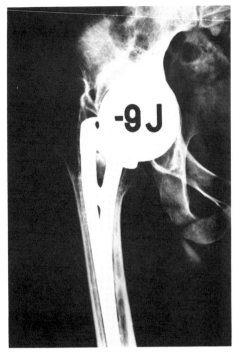

a)

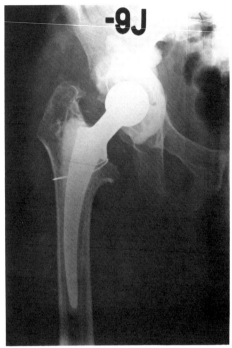

b)

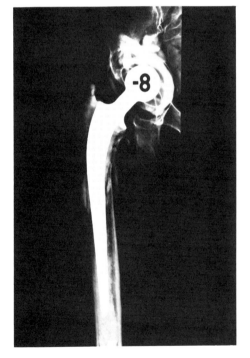

c)

Abb. 1 a, b, c

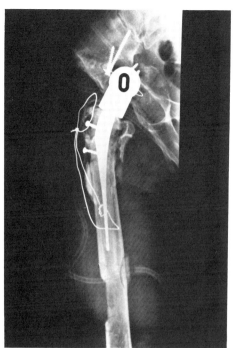

a)

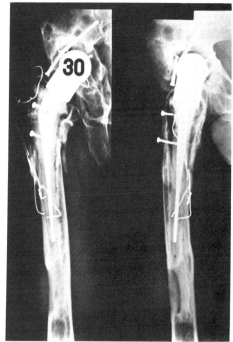

b)

Abb. 2

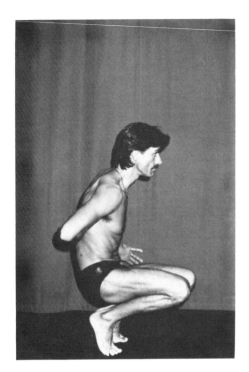

a)

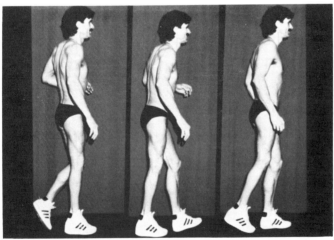

b)

Abb. 3

Das anatomische Hüftgelenkendoprothesensystem "Lübeck"
(zementfrei - Metallspongiosa Lübeck)

J. Scholz, W. Thomas

Die zementfreie Implantation von Hüftgelenkendoprothesen
zielt auf eine primäre Stabilität im knöchernen Lager durch
feste Verklemmung und eine dauerhafte Verankerung durch biologische Interaktion zwischen Endoprothese und Knochen. Voraussetzung zum Erreichen dieser Zielsetzung ist die Inertheit der verwendeten Materialien und eine optimale Anglei-
chung des Implantatlagers an die Formgebung der verwendeten
Endoprothesen. Unter Berücksichtigung dieser Grundsätze sind
theoretisch zwei unterschiedliche knöcherne Reaktionen möglich. Bei weitgehend strukturglatter Oberfläche wird eine
dauerhafte Stabilität durch druckinduzierte Sklerosierung
an der biologischen Grenzzone erreicht. Poröse Oberflächen
gestatten die Knocheninvasion in das Implantat.

Bei der Gestaltung poröser Oberflächen sind unterschiedliche
Wege beschritten worden (Dustoor, M. R., J. S. Hirschhorn
und Galante, J., W. Rostoker, R. Lueck, R. D. Ray).

Die Feinarchitektur der menschlichen Spongiosa war Veranlas-
sung nach einer Möglichkeit zu suchen, dieses Raumnetz auf
einen metallischen Werkstoff zu übertragen, was durch die
Entwicklung der notwendigen Gießtechnik durch Grundei möglich
wurde. (Abb. I).

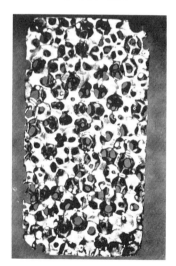

Abb. I. Metallspongiosa
    Lübeck

Diese "Metallspongiosa Lübeck"
stellt einen echten porösen
Werkstoff dar, da nich nur eine Oberflächenvergrößerung, sondern auch eine durchgehende
Schwammstruktur geschaffen wurde.

Das anatomische Hüftgelenkendo-
prothesensystem "Lübeck - Metallspongiosa" besitzt an seiner Oberfläche diese schwamm-
artige Strukturierung. Es handelt sich dabei nicht um eine
Beschichtung, sondern eine reine Oberflächenstrukturierung.
Zusätzlich ist auf eine möglichst
anatomische Formgebung der Pro-
thesenteile geachtet worden.
Dies bedeutet, daß der Endopro-
thesenstiel dem Abguß des intramedullären Raumes des proximalen Femur entspricht und auch
seine physiologische Antecurva-
tion berücksichtigt. (Henßge, J.,
H. Grundei, R. Edspüler).

Seine kurze kräftige Form erlaubt es, ihn im noch überwie-
gend spongiösen Teil des proximalen Femur durch festen, die
Knochenspongiosa verdrängenden Preßsitz zu verankern. Die
Pfanne hat Halbkugelform und unterscheidet sich dadurch we-
sentlich von zylindrischen oder konischen Schraubpfannen.
Diese Formgebung erlaubt die Präparation des knöchernen Lagers auf ein Minimum, d. h. die Wegnahme der subchondralen
Sklerosezone zu beschränken. Die primär stabile Verankerung
wird durch einen in den Pfannenboden in Richtung auf das
Schambein zu treibenden Dorn und zwei sich in den knöchernen
Pfannenrand einschneidende lamellenartige Flügel erreicht.
Durch diese Dreipunktverankerung wird eine außerordentlich
zuverlässige Ausgangsstabilität als entscheidende Voraussetzung für die zum knöchernen Einwachsen in die Implantatoberfläche erforderliche Ruhe geschaffen.

Die artikulierenden Flächen werden von einem selbstverklem-
menden Polyaethyleninlay und einem keramischen Kugelkopf mit
konischer Bohrung in drei unterschiedlichen Bohrtiefen gebildet. (Abb. II und III).

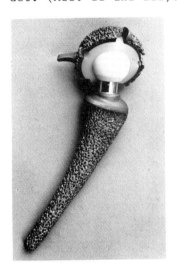 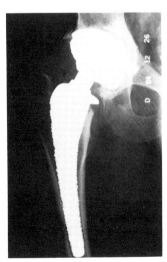

Abb. II und III. Anatomisches Hüftgelenkendoprothesen-
system Lübeck - Metallspongiosa

Röntgenaufnahmen ein Jahr postoperativ zeigten einen innigen
Verbund zwischen Implantat und Knochen, ohne letztendlich ausreichend Auskunft über die Gewebereaktion und die Art der Verankerung geben zu können. Radiäre Anordnungen von Knochenbälkchen ließen jedoch auf eine Invasion des Knochens in die Oberfläche schließen. Eine Aufklärung des Verhaltens des spongiösen Knochenlagers gegenüber der Endoprothese wurde möglich,
nachdem ein Patient 8 Monate nach Implantation einer anatomischen Hüftendoprothese - Metallspongiosa Lübeck - an einem
Myocardinfarkt verstarb. Das proximale Femur konnte entnommen werden. Das Präparat zeigt eine vollständige Invasion von

Spongiosabälkchen in die Metallspongiosa mit teilweise radiärer Anordnung, wie sie in ähnlicher Weise in der Alveole des Zahnes gefunden wird und offensichtlich die günstigste Verbindung zweier druckbelasteter Strukturen unterschiedlicher Elastizität darstellt. (Abb. IV).

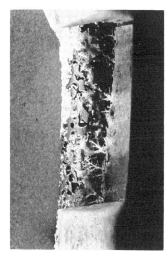

Abb. IV. Invasion des Knochens in die Metallspongiosa

Operationsindikationen:
Unter der Vorstellung, daß eine dauerhafte biologische Verankerung des Implantates im Knochen nur bei ungestörter osteogenetischer Potenz möglich ist, beschränkten wir uns in der Anfangsphase auf Petienten unter dem sechzigsten Lebensjahr ohne Anzeichen einer nicht altersadaequaten Osteoporose. Objektivierbare Kriterien für die biologische Leistungsfähigkeit des Knochens stehen bisher nicht zur Verfügung. Hauptindikationen waren zunächst Dysplasiecoxarthrosen und avaskuläre Hüftkopfnekrosen, wobei die Halbkugelform der Pfanne auch dann noch eine Implantation ermöglicht, wenn die Primärpfanne extrem flach ist.

Die guten Ergebnisse auch in der mittelfristigen Beobachtungszeit veranlaßten uns, die Auswahlkriterien großzügiger zu stellen. Die Altersgrenze wurde nach oben verschoben, so daß heute die allgemeine Mobilität des Patienten das wesentlichste Ent-

Zementfreier Hüftgelenkersatz
(metallspongiöse Oberfläche)
1.2.82 - 31.12.84   n = 225

Indikationen

Coxarthrose	78
Dysplasiecoxarthrose	88
Avaskuläre Hüftkopf-	
nekrose	32
PcP	12
M. Bechterew	4
Endoprothesenwechsel	7
Schenkelhalspseudarthrose	3
Chondromatose	1
gesamt	225

Orthop. Abt. Berlin Britz
AK Barmbek Hamburg

Tabelle I

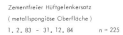

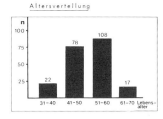

Zementfreier Hüftgelenkersatz
(metallspongiöse Oberfläche)
1. 2. 83 - 31. 12. 84   n = 225

Altersverteilung

Durchschnittsalter :   52 Jahre
Jüngster Patient   :   32 Jahre
Ältester Patient   :   69 Jahre

Orthopädische Abteilung Berlin-Britz

Tabelle II

scheidungsmoment darstellt. Erfahrungen bei Austauschoperationen am Kniegelenk bei gelockerten Implantaten mit eingetrete-
ner Verfestigung metallspongiöser Implantate gaben uns den
Mut auch gelockerte Hüftgelenktotalendoprothesen mit teilweise ausgeprägter Knochenresorption zementfrei zu ersetzen.

Operationstechnik:

Auf die Operationstechnik soll nur kurz bezogen auf die Präparation des Knochenlagers eingegangen werden.
Die anatomischen Formen des Prothesenstieles und der Pfanne
erfordern nur eine äußerst geringe Bearbeitung des Knochens.
Der intramedulläre Raum des proximalen Femur wird etappenwei-
se geweitet, wobei so wenig Spongiosa wie möglich entfernt
wird und durch die in fünf Größen zur Verfügung stehenden
Raspeln komprimiert wird. Der geringfügig im Vergleich zu
den Raspeln überdimensionierte Stiel erlangt nach dem Ein-
treiben einen außerordentlich festen Preßsitz, wobei wegen
der verbliebenen Elastizität des Lagers Berstungsbrüche vermieden werden können. Die Aufarbeitung der Pfanne beschränkt
sich auf die Entfernung des knorpligen Limbus, verbliebener
Knorpelanteile der Gelenkfläche und die subchondrale Sklerosezone, so daß ein gut durchblutetes spongiöses Lager geschaffen wird. Der Dorn und die lamellenartigen Flügel verankern das Implantat dreipunktartig und gewährleisten eine
belastungsfähige primäre Stabilität. Ausgeprägte Pfannendysplasien erfordern die Anlagerung auto- oder heterologer Spongiosa, die mit Fibrinkleber fixiert wird.

Operationskomplikationen:

Bei 205 Implantationen ist es bisher zu zwei Schaftsprengungen und einer Schaftperforation gekommen. Bei sämtlichen Patienten bestand eine ungünstige Ausgangssituation durch vorausgegangene Umstellungsosteotomien mit teilweise ausgeprägter Unterstellung. Sowohl die Schaftsprengungen als auch die
korrigierte Schaftperforation sind komplikationslos ausgeheilt.

Nachbehandlung:

In der überwiegenden Zahl der Primäroperationen konnte eine
belastungsfähige primäre Stabilität erreicht werden. Diese
Patienten stehen am ersten postoperativen Tag auf und belasten bis zum Abschluß der 6. Woche das operierte Gelenk mit
20 kg. Diese Belastung führt zu keiner, das Einwachsen der
Spongiosabälkchen verhindernden mechanischen Unruhe. Nach
der 6. Woche erfolgt ein schrittweiser Übergang zur Vollbelastung, der nach 8 Wochen erreicht ist.
Besteht wegen einer ausgeprägten Pfannendysplasie keine sichere Verankerungsmöglichkeit beider Flügel, dann beginnt die
Nachbehandlung mit einer Übungsbehandlung von 4 Wochen, danach
wird die Belastung entsprechend dem intraoperativen Befund
freigegeben.

Nachuntersuchungsergebnisse:

Von den 205 operierten Patienten haben 182 eine Mindestnach-
beobachtungszeit von drei Monaten erreicht. Die Erstimplantation liegt 3 Jahre zurück. Die durchschnittliche Kontroll-
zeit beträgt 16 Monate. Alle Patienten werden klinisch in Abständen von 3 Monaten, röntgenologisch von 6 Monaten, später
einem Jahr überwacht.

Bisher ist es in keinem Fall zu einer Lockerung des Implantates oder Luxation des Gelenkes gekommen. Die postoperativen Bewegungsausmaße erreichen sämtlich 90° Beugung, Streckdefizite oder Adduktionskontrakturen sind nicht aufgetreten. Die subjektiven Bewertungskriterien - Schmerzfreiheit, Gehfähigkeit und Zufriedenheit - wurden bei allen Nachuntersuchungen ab dem 6. postoperativen Monat erfragt.
156 Patienten gaben das Urteil sehr zufrieden, 20 zufrieden, 5 weniger zufrieden und 1 nicht zufrieden ab.
Die Problemanalyse der Patienten, die weniger bzw. nicht zufrieden zeigte, daß im wesentlichen praeoperativ langfristige, hochgradige Bewegungseinschränkungen zu einer Bewegungsschmerzhaftigkeit des Weichteilmantels führen. Da in keinem Fall ein mangelhafter Prothesensitz nachgewiesen werden konnte, sollte durch eine langfristige Übungsbehandlung auch für diese Patienten eine weitgehende Schmerzfreiheit erreichbar sein.

Literatur:

<1> Dustoor, M. R., J. S. Hirschhorn: Porous Surgical Implants Powder Metallurgy Internat. 5,4 (1973), 183-187
<2> Galante, J., W. Rostoker, R. Lueck, R. D. Ray: Sintered Fiber Metal Composites as a Basis of Attechment of Implants to Bone.J. Bone Jt, Surgery 53 A (1971), 101-114
<3> Henßge, J., H. Grundei, R. Edspüler: Anatomisch richtiges Design von Femurschaftimplantaten. Z. Orthop. 118 (1980), 592

150

Erfahrungen mit der zementfreien Balgrist-Pfanne

A. Papandreou, H.A.C. Jacob, A. Schreiber

In unserem Labor für Biomechanik wurde die neue, selbst-
nachspannende, zementfreie Balgrist-Pfanne entwickelt.
Sie besteht aus 2 Teilen: der äusseren Spreizhülse und dem
inneren Konus.

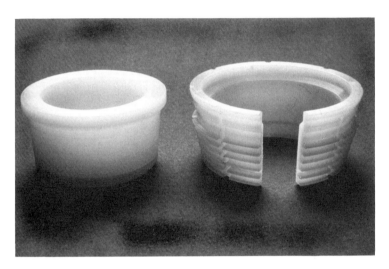

Abb. 1 Balgrist-Pfanne

Das Verankerungsprinzip beruht auf einer Spreizwirkung der
äusseren Spreizhülse durch den inneren konischen Anteil.

Zementfreie Hüftpfanne
Typ "BALGRIST"

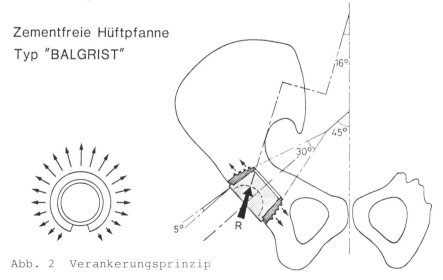

Abb. 2 Verankerungsprinzip

Die Pfanne existiert in 3 Grössen mit einem äusseren Durchmesser von 50, 56 und 60 mm.

Instrumentarium und Operationsvorgang

Zur Vorbereitung der Pfanne dienen 3 konische Fräsen entsprechend der Pfannengrösse. Ferner **3** Vorspannstöpsel und
das Einschlaginstrument für den konischen Anteil.

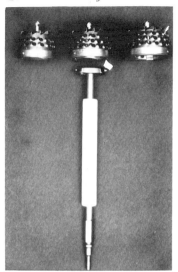 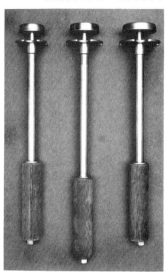

Abb. 3 und 4   Instrumentarium

Als Zugang dient ein anterolateraler oder transglutealer, der
eine bessere Uebersicht bietet. Nach Absetzen des Kopfes erfolgt die Markierung der Richtung mit der um eine Nummer klei-
neren Fräse als der Kopfdurchmesser. Dadurch kann man besser
die Richtung kontrollieren und auch zentrieren.
Beim Vorliegen von Osteophyten oder sklerotischen Anteilen
der Pfanne ist es vorteilhafter, vorher mit Hohlmeissel die
Sklerose und Corticalis sparsam abzutragen, wodurch vermieden
wird, dass die Fräse nicht den Weg des leichten Widerstandes
nimmt und kranial und ventral auffräst oder oval, obwohl die
neue Fräse mit dem Führungsstift dies weitgehend verhindert.
Anschliessend erfolgt die endgültige Vorbereitung der Pfanne
mit der Fräse in korrekter Grösse und Richtung. Während des
Auffräsens muss immer die Richtung beibehalten und das Bewegen
der Fräse vermieden werden.

Der äussere Ring wird von Hand eingesetzt, die Aussparung
liegt in der Fovea. Es muss darauf geachtet werden, dass der
Ring im Pfannengrund gleichmässig und tief genug sitzt.
Danach erfolgt das Vordehnen des äusseren Ringes mit dem konischen Stöpsel.

152

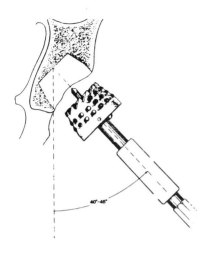

Abb. 5 Auffräsen der Pfanne

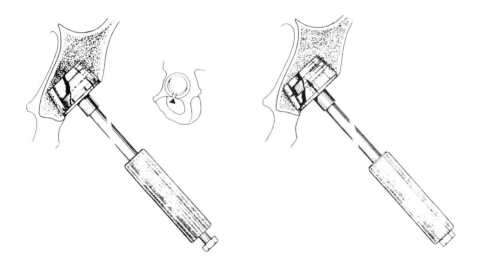

Abb. 6a und 6b Konischer Stöpsel

Dann Zentrieren und Einschlagen des Konus. Sowohl Ring als
auch Konus müssen fest sitzen. Beim Einsetzen des Konus ist
darauf zu achten, dass dieser in allen Richtungen gleichmässig sitzt, weil es sonst passieren kann, dass die mediale
Kante des Konus am Ring hängen bleibt und ihn verbiegt.

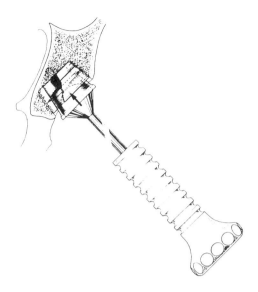

Abb. 7   Einschlagen des Konus

Der Konus soll 2 bis 3 mm vorstehen, damit er sich bei Belastung nachsetzen und den Ring nach Bedarf weiter spannen
kann.

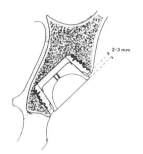

Abb. 8

◄ Vorstehen 2-3mm,

▼ Rö-Bild postoperativ

P.F.1923   **P. 301 549**

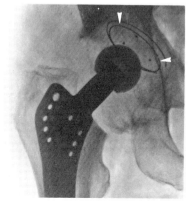
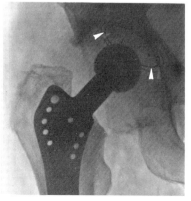

19.7.84   **11.1.85**

154

Bisherige Erfahrungen mit der Balgrist-Pfanne

Die Implantation der ersten Balgrist-Pfanne erfolgte im März 1982; bis Ende Oktober 1984 wurden 130 Balgrist-Pfannen eingesetzt. Diese 130 Pfannen wurden bei 53 Frauen und 74 Männern implantiert, 3mal beidseits. Das Durchschnittsalter der Patienten betrug 55 Jahre, der jüngste Patient war 23, der älteste Patient 76 Jahre alt. Von den Pfannengrössen wurden die mit Durchmesser 56mm 75mal, die mit 50mm 30mal und die mit 60mm 25mal eingesetzt.
Wir haben die Balgrist-Pfanne vorerst insbes. bei jüngeren Patienten verwendet, obwohl auch für ältere Jahrgänge keine eigentliche Kontraindikation besteht. Die meisten Pfannen wurden zwischen dem 50. und 60. Lebensjahr implantiert.
Ausserdem setzen wir seit mehr als 1 Jahr die Balgrist-Pfanne auch vermehrt beim Prothesenwechsel ein, bis jetzt mit gutem Erfolg.

A. A. 1923   **P. 267 160**

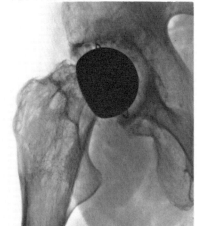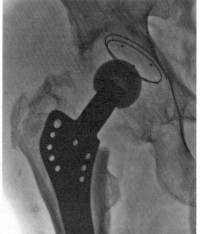

13.8.84   **29.8.84**

Abb. 9   Prothesenwechsel

Komplikationen

Bisher sind keine intraoperativen Komplikationen beim Einsetzen der Balgrist-Pfanne bekannt. 2mal konnte sie nicht implantiert werden, weil die knöcherne Pfanne für die grösste Balgrist-Pfanne zu gross war. Die zentrale Perforation zeigte keine Nachteile und heilte ohne besondere Massnahmen.

A.W.1939   **P.113 921**

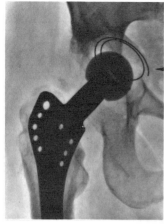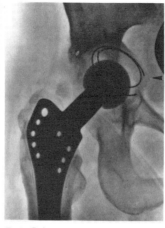

8.11.83   **5.6.84**

Abb. 10   Pfannenperforation

Einmal kam es bei kompletter Zerstörung des Pfannendaches zur
Wanderung der Pfanne in das kleine Becken.

Postoperative Frühkomplikationen

In einem Fall nach Girdlestone-Hüfte wurde eine Balgrist-Pfanne eingesetzt, die schon primär nicht richtig verankert wurde
und in der ersten postoperativen Woche bereits zu einer Lockerung und Umkippung der Pfanne führte. Sie wurde durch eine
Stützschale und einzementierte Pfanne ersetzt.

Gelegentlich beobachteten wir ein mässiges Hämatom, das kon-
servativ behandelt wurde und ohne Probleme heilte. In 2 Fällen mit Hämatom trat ein Frühinfekt auf, der zu einer Fistel-
bildung führte. Im Abstrich konnte Staphylococcus aureus nachgewiesen werden.
In 1.Fall, der bereits 1½ Jahre zurückliegt, schloss sich die
Fistel nach Verabreichung von Antibiotika über 8 Wochen. Bis
jetzt blieb die Fistel glücklicherweise zu, die Entzündungspa-
rameter haben sich 3 Monate danach wieder normalisiert und
blieben dies auch bis jetzt. Bei der letzten Kontrolle vor 3
Monaten war die Patientin beschwerdefrei. Beim 2. Fall, der 3
Monate zurückliegt, ist die Fistel noch offen aber oberfläch-
licher geworden. Ob diese Fistel ebenfalls heilen wird, kann
noch nicht vorausgesagt werden.

Spätere Komplikationen

Bei 1 Fall kam es 6 Monate nach der Implantation wegen primär
nicht einwandfreier fester Verankerung zur aseptischen Lockerung.

156

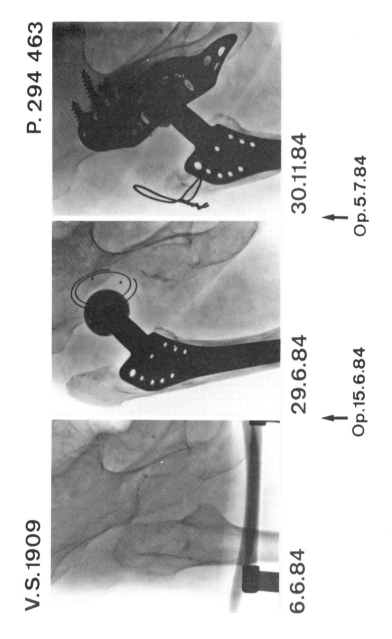

Abb. 11 Rö-Bild praeop., postop. mit Abkippung, Stützschale

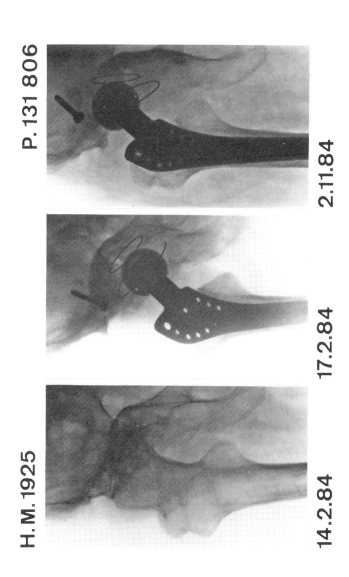

P. 131 806

H.M. 1925

14.2.84   17.2.84   2.11.84

Abb. 12 Aseptische Lockerung, Bild praeop., postop. u. 9 Mon. postop.

Es war ein Pfannenwechsel geplant, jedoch konnte sich die Patientin, die mit 2 Amerikanerstöcken umhergeht, noch nicht dazu entschliessen.

Zusammenfassung

Der Vorteil gegenüber anderen zementfreien Pfannen besteht in der einfachen und ungefährlichen Vorbereitung des Pfannenlagers und dass eine feste Verankerung im Knochen während der kritischen Periode des Knochenumbaus nach der Operation, d.h. in den ersten 3 Monaten, durch Nachregulierung der Vorspannung gewährleistet ist. Die bisher erzielten Resultate mit 2 Infekten und 2 aseptischen Lockerungen, die mehr auf ein technisches Versagen zurückzuführen sind, sind sehr ermutigend.
Es ist aber verfrüht, schon jetzt eine Langzeit-Prognose zu stellen. Weitere Resultate sind abzuwarten.
Unsere Patienten werden im Rahmen einer Field-Study regelmässig alle 3,6,12,24 und 36 Monate kontrolliert. Wir werden zu einem späteren Zeitpunkt wieder darüber berichten.

Anschrift der Verfasser

Orthopädische Univ. Klinik Balgrist
Forchstr. 340
CH-8008 Zürich

Schlußwort

Die Düsseldorfer Tagung am 26.1.85 war als praktische Bestands-
aufnahme für den Kliniker geplant: Was leistet die zementfreie
Hüftendoprothetik, welche Probleme können in welcher Häufigkeit
auftreten und worauf ist bei der Indikationsstellung, bei der
Technik der Operation und während der Nachbehandlung zu achten?
Im Gegensatz zu den Angaben aus der Literatur stimmen die Erfahrungen der meisten Autoren doch etwas nachdenklich: Zwar können mit
allen hier besprochenen Endoprothesensystemen hervorragende Ergebnisse erzielt werden. Bei nüchterner Betrachtung aber bleiben
doch zu viele Patienten, bei denen das angestrebte Operationsergebnis, nämlich das des schmerzfreien aufrechten Ganges, nicht
vollständig erzielt werden konnte.
Ein direkter Vergleich zwischen den einzelnen Systemen war nicht
möglich, da die Auswertungsverfahren, die Quote der Nachuntersuchungen und die Länge der Laufzeit zu sehr differierten. Auch
die lebhafte Diskussion am Ende der Tagung hat nur in Randprob-
lemen Einigkeit erbringen können. Weiterhin bleiben Differenzen
über Fragen der Fixation wie auch über die Deutung verschiedener
Phänomene, wie Randsaumbildung oder Abdeckelung der Prothesenspitze
und andere bestehen. Auch die Deutung der postoperativen Beschwerden
erfolgte prinzipiell different: Einerseits war eine Besserung zum
präoperativen Befund schon als Erfolg zu verzeichnen, andererseits
wurden die häufiger geklagten postoperativen Beschwerden als schwer-
wiegend empfunden. Wegen dieser bisher nicht zu überbrückenden
Differenzen haben wir auf die Aufnahme der Diskussion in den
Kongreßband verzichtet.
Auffällig sollte stimmen, daß selbst von anerkannten, angeblich
bewährten Systemen zwischenzeitlich "neue Generationen" entwickelt werden oder aber daß Erweiterungen um neue Schaft- und /
oder Pfannentypen erfolgen. Gänzliche, hier noch nicht angesprochene
Neuentwicklungen streben neben dem diaphysären auch den metaphysären
Preßsitz an. In den USA wird der porösen Oberflächenbeschichtung,
entweder durch aufgesinterte Metallkügelchen verschiedener Durchmesser oder durch aufgepresste Titandrahtnetze der Vorzug gegeben.
Ob dieser Weg des "porous coating" zu einer Lösung der Probleme

führen wird, ist noch nicht absehbar. Die jüngst veröffentlich-
ten schlechten Langzeitergebnisse der Arbeitsgruppe um RING
lassen uns Hüftchirurgen in der Ungewissheit, ob nun wirklich
bereits die Renaissance der zementfreien Hüftimplantate aufge-
zogen ist.

Das Symposium hat gezeigt, daß nach wie vor einige Pionierarbeit
auf dem Gebiet der zementfreien Prothesenverankerung im Schaftbereich geleistet werden muß. Der vollständige Ersatz der bisher
bewährten zementierten Endoprothetik durch zementfreie Implantate
ist noch nicht möglich. Neben der weiteren Forschung auf dem Gebiet der zementfreien Endoprothetik sollte auch der Weiterentwicklung zementierbarer Prothesen Aufmerksamkeit gewidmet werden.

Die in diesen Tagungsband versammelten Beiträge stellen aber erst
in zweiter Linie Denkanstöße zur weiteren technischen Entwicklung
dar. Hauptsächlich sollen die kritischen klinischen Auswertungen
dem Anwender im Krankenhaus Entscheidungshilfen für die Behandlung Ihrer Hüftpatienten bieten. Wir glauben, daß diese Übersicht
Vorzüge und Schwächen der zementfreien Hüftendoprothetik aufzeigt
und damit eine Ergänzung zu den bisherigen, eher positiven und
idealisierenden Beiträgen aus der Literatur bildet.